AF299053

DES INDICATIO

PARTICULIÈRES

DE

L'EAU DE LA RAILLÈRE

PAR

LE DOCTEUR J. C. MOINET

MÉDECIN CONSULTANT AUX EAUX DE CAUTERETS

Ancien médecin-major de la marine,
Membre titulaire de la Société d'Anthropologie de Paris,
De l'Association médicale de Cauterets, etc.,
Chevalier de la Légion d'honneur, etc.

PARIS

G. MASSON, ÉDITEUR,

Libraire de l'Académie de médecine, 17, place de l'École de médecine.

PAU ET CAUTERETS

G. CAZAUX, LIBRAIRE-ÉDITEUR.

—

1875

OUVRAGES DU MÊME AUTEUR :

Du traumatisme chez l'Européen, dans les pays chauds. Montpellier, 1866, Boehm et fils, place de l'Observatoire. (S'adresser à l'auteur.)

Des Eaux sulfureuses de Cauterets (4ᵐᵉ édition). Paris, chez G. Masson. Prix : 2 fr.

Des Indications particulières de l'eau de Mauhourat. Paris, chez G. Masson.

De la création d'une piscine publique à Rochefort. Rochefort, Triaud et Guy, 1875.

Des caisses d'épargne scolaires. Rochefort, Triaud et Guy, 1875

TARBES, IMPRIMERIE TH. TELMON.

AVANT-PROPOS

Tous les médecins savent quelles affections peuvent être traitées par les eaux sulfureuses en général,
mais tous ne sont pas également fixés sur celles que
l'on peut traiter le plus avantageusement dans chaque station. Cela n'a rien d'étonnant, si l'on songe
que les médecins hydropathes eux-mêmes ne sont pas
encore parvenus à formuler d'une manière bien nette à
quelle source de leur propre station ressortit telle
ou telle maladie chronique, et, dans un même genre
de maladie, telle ou telle nuance particulière. La
médecine thermale n'est pas arrivée à ce degré de
précision, malgré le grand nombre d'observations

cliniques et les raisonnements spéculatifs de nos devanciers du XVIIIme siècle.

Il importe donc de donner à cette branche de l'art une nouvelle impulsion, afin de lui fournir cette précision qui lui manque et qu'on est en droit de lui demander, à une époque où les sciences physiques et naturelles, marchant de perfectionnements en perfectionnements, peuvent lui fournir des éléments qui, jusqu'à ces vingt dernières années, lui avaient fait presque complètement défaut. Déjà, de nombreuses analyses chimiques, faites avec le plus grand soin, ont ouvert aux médecins des stations thermales des horizons nouveaux et leur ont permis de réaliser certains progrès dans le traitement hydro-minéral. En ce moment même, la plupart d'entre eux se livrent aux recherches les plus actives et brûlent de marquer dans cette voie de nouvelles étapes.

Nous ne leur marchandons pas nos éloges et nous tâchons de mettre notre activité à la hauteur de celle qui les pousse. Seulement, nous les engageons à ne pas trop faire de théories de prime-saut, à ne pas conclure immédiatement de la composition d'une eau que telle maladie en est tributaire absolue, ainsi que l'on fait quelques-uns d'entre nous, le petit nombre heureusement ; nous souhaitons plutôt que nos confrères se tiennent dans les strictes limites de la méthode expérimentale et ne s'aventurent à dogmatiser que lorsqu'ils pourront prouver que la pratique justifie leur idée personnelle.

Le public médical français, notre grand public à nous, nous jugeant à l'œuvre, saura récompenser nos efforts et notre sincérité en continuant à nos stations pyrénéennes la faveur croissante dont elles jouissent depuis quelque temps.

Pour ce qui regarde le riche bassin de Cauterets, nous devons dire que cette faveur lui est prodiguée, surtout depuis quelques années, non-seulement parce que le corps médical y est actif, mais encore parce que la compagnie fermière des eaux n'épargne rien pour y réunir tous les avantages que l'on peut retirer de l'hydrothérapie par l'eau naturelle et par les eaux minérales.

Convaincu personnellement que les travaux des

médecins de Cauterets doivent tendre à spécialiser, à préciser de plus en plus étroitement les indications de nos différentes sources, nous avons l'intention de faire sur chacune d'elles une monographie, dans laquelle nous ferons connaître les résultats que nous avons retirés, dans notre pratique, de leur emploi isolé ou combiné. Nous nous sommes déjà occupé de la source de Mauhourat; nous allons, cette année, étudier l'eau de La Raillère.

I.

ÉTABLISSEMENT DE LA RAILLÈRE

La Raillère, la rivale aujourd'hui victorieuse des Eaux-Bonnes, cette reine des Pyrénées, comme l'appelait le docteur Camus, est la source la plus précieuse et la plus renommée de Cauterets, à cause de la proportion et de la combinaison de ses principes minéralisateurs, si admirablement appropriés aux affections qui, chaque année, y trouvent leur guérison, et de sa température qui, étant en harmonie parfaite avec celle du corps, permet de l'employer telle qu'elle a été préparée par la nature.

L'établissement dans lequel elle est captée et employée à divers usages se trouve situé au pied du Péguère, montagne granitique qu'entame continuellement l'action dissolvante de la pluie et du soleil, que ravinent chaque année la foudre, les avalanches de neige et les roches désagrégées roulant avec fracas vers le Gave (1).

Quoique la découverte de la source date de 1600 et que les malades s'y soient toujours donné rendez-vous depuis cette époque, on ne voyait encore là, il y a 75 ans, qu'un amas confus de blocs de granit tombés des hauteurs, comme on en voit toujours dans les environs. Sous les plus gros de ces blocs venait sourdre l'eau, qui était reçue dans un petit bassin, recouvert d'une sorte de retable en maçonnerie d'environ un mètre et fermé en avant par une pierre percée de deux trous, dans lesquels passaient deux canons de fusil servant de conduits et constituant la buvette d'alors.

Les premiers bains furent établis au sud de ce bassin, dans cinq ou six baraques contenant chacune deux baignoires en bois, enfoncées dans le sol. L'eau s'y rendait par des conduits également en bois et à découvert. Pour tempérer ces bains, on faisait refroidir de l'eau dans des cuves voisines et on l'y puisait avec des seaux pour la porter dans les baignoires. Ces baraques étant bientôt devenues insuffisantes, les fermiers en firent construire quelques autres en avant, dans la route même. Enfin,

(1) Le nom de La Raillère lui vient d'un mot patois qui signifie justement éraillure, déchirure.

plus tard on entreprit les premiers travaux d'un établissement réel, en élevant, au-devant de la source, un pavillon en pierres, qui renfermait un réservoir pour l'eau et quatre baignoires en marbre. Mais ce n'est véritablement qu'en 1817 que, la concession ayant été faite à un certain M. Fèche, de Bayonne, l'on commença l'établissement actuel par la construction de l'aile gauche. Bientôt le pavillon lui-même disparut pour faire place aux cabinets du centre de l'établissement actuel, et enfin, de 1826 à 1828, on compléta l'édifice par la bâtisse de l'aile droite.

Ces thermes représentent un long parallélogramme rectangulaire, d'un style simple mais non dépourvu de grâce, construit sur une belle terrasse ayant 101 mètres de longueur et 8 mètres 50 de largeur, qui domine le cours du Gave et d'où l'on voit, d'un côté, les belles cascades et l'entrée du val de Lutour, de l'autre, le bassin de Cauterets avec ses prés, ses bois et ses montagnes. De la terrasse on pénètre, par les extrémités et par le centre, dans une galerie de 75 mètres de long sur 3 mètres 50 de large, parfaitement dallée et largement éclairée par de grandes fenêtres vitrées et dans laquelle les malades peuvent s'abriter contre le soleil et la pluie. Au centre est la buvette, et sur toute la longueur s'étendent les cabinets au nombre de trente-deux,

divisés en aile gauche, aile droite et centre. Deux
·de ces cabinets de bains renferment deux baignoires. Tous sont spacieux et pourvus d'une belle baignoire en marbre poli, garnie de deux robinets qui
introduisent l'eau par le fond et munie dans les nu-
méros 9, 14, 20 et 21 d'un petit appareil pour les
douches vaginales. Il n'existe aucune autre espèce de
douche dans l'établissement.

Des chauffoirs pour le linge, vastes et commodes,
sont placés à chaque extrémité, et en dehors sont
toutes les dépendances, entre autres une écurie pour
les chevaux du haras de Tarbes qui, tous les ans,
viennent se guérir de bronchites chroniques, com-
pliquées de pertes séminales ou de diarrhée, en bu-
vant avidement l'eau de La Raillère. Enfin, en 1857,
on a élevé, au centre de la terrasse et en face de la
buvette, un fort joli pavillon vitré, d'une grande
commodité pour les malades à qui l'eau sulfureuse
est prescrite en gargarisme, et qui la rejettent dans
une rigole en marbre constamment lavée par un
courant d'eau.

En arrière de l'établissement se trouvent trois
grands bassins dans lesquels est recueillie l'eau de
trois sources, l'une chaude, les deux autres tempérées. La première, qui est centrale, fournit 74 ton-
neaux d'eau par jour ; la source tempérée du sud
en donne vingt, et la source tempérée du nord dix-

sept. En tout cent onze mètres cubes par vingt-quatre heures. L'eau du centre est conduite vers les deux ailes, où elle sert à réchauffer les bains un peu frais fournis par les deux sources tempérées.

Chaque année, des améliorations sont faites à cet établissement, qui devient insuffisant à cause de l'accroissement du nombre des baigneurs. Depuis sa fondation, l'Association médicale de Cauterets, gardienne vigilante des intérêts thermaux de la station, n'a pas cessé de demander à la compagnie fermière les améliorations diverses que nécessite l'administration bien entendue des eaux de La Raillère, ainsi que l'hygiène et le confort des malades. En 1871, c'est-à-dire à son début, l'Association a exprimé des vœux dans ce sens.

Dans le compte-rendu de ses travaux pour l'année 1872, l'on trouve les réflexions suivantes :

« Si l'on eût pu, sans inconvénient, grouper toutes les eaux aux abords de la ville, le traitement thermal aurait été plus facile et plus profitable aux malades, mais il y aurait plus d'inconvénients que d'avantages à faire descendre La Raillère, qui a fait presque à elle seule la réputation de Cauterets. La buvette, distante à peine de deux mètres du griffon, est sans rivale et n'a sa similaire nulle part. Au point de vue balnéatoire, cet établissement est des mieux partagés . . . .

Mais il reste bien des modifications à apporter dans les détails.

A. La foule qui encombre la buvette, à certaine époque de la saison, la rend inabordable. Il est indispensable de la dégager complètement.

B. Les promenoirs intérieurs sont écrasés par le peu de hauteur des plafonds ; il faudrait voûter ceux-ci en les exhaussant aux dépens de la salle supérieure, qui est absolument inutile.

C. Si la terrasse de La Raillère est fort agréable par un temps calme, réchauffée par un beau soleil, il n'en est plus de même aux changements de température. Les baigneurs s'y trouvent exposés aux courants d'air qui se produisent de tous les points ; ils sont ainsi placés dans des conditions défectueuses, susceptibles de provoquer des maladies, parfois très sérieuses, là où ils venaient chercher la santé. Il faudrait y établir une vaste marquise. Il serait dès lors facile d'établir, tout le long du parapet, des gargarisoirs propres et isolés pour chaque malade. Ceux qui existent aujourd'hui sont notoirement défectueux à plusieurs points de vue.

D. Si cet établissement doit rester où il est actuellement, il faut du moins en rendre les abords faciles, soit en élargissant la route qui y conduit et qui est trop étroite, dangereuse même par le fait d'une circulation incessante de piétons et de voitures, soit encore par la création d'un chemin de fer à crémaillère. Relier La Raillère à Cauterets de cette façon serait un immense progrès, dont la réalisation pourrait modifier en partie quelques-unes de nos demandes.

E. Mais il y aura toujours une catégorie nombreuse de malades, et ce n'est pas la moins intéressante, qui ne pourra se rendre à la source, quel que soit d'ailleurs le mode de locomotion employé. Nous demandons spécialement pour ceux-ci qu'on établisse aux Œufs une buvette supplémentaire de La Raillère, en empruntant à la source principale un petit filet d'eau qui cheminerait à côté des tuyaux de descente des Œufs, du Bois et de Mauhourat. »

En 1873, nous avons insisté sur la nécessité de dégager la buvette, de donner un compartiment spécial à chaque personne venue pour se gargariser, de recouvrir la terrasse d'une vaste tente ou d'un mode d'abri permanent, d'exhausser le plafond de la galerie, d'élargir la terrasse au point où abordent les voitures et de descendre un filet d'eau à l'établissement des Œufs.

Voici ce que nous avons obtenu, à force d'insistance. La buvette a été entourée de barrières installées de façon à permettre la circulation régulière des malades ; on a fait construire séparément une fontaine à deux robinets, destinée aux personnes qui prennent des gargarismes ; on a élargi de deux mètres l'extrémité sud de la terrasse ; on a creusé dans la gouttière du gargarisoir des orifices assez nombreux, par lesquels l'eau et les déjections des malades s'écoulent en dessous de l'établissement ; enfin on a recouvert d'une toiture en zinc le court passage qui mène du gargarisoir au pavillon central.

En 1874, les membres de l'Association médicale ont jugé que ces petites concessions étaient insuffisantes et, tout en remerciant la Compagnie fermière de sa bonne volonté, ils ont cru devoir lui renouveler les vœux qu'ils avaient précédemment exprimés, et ils ont insisté pour que ces vœux soient réalisés d'une manière complète.

Cette année se passera encore sans que la Compagnie fasse droit à de si légitimes demandes, mais l'année 1876 verra s'accomplir des travaux depuis longtemps réclamés par le public des baigneurs aussi bien que par le corps médical : c'est là du moins ce qui nous a été affirmé officiellement.

II.

Qualités physiques.

L'eau de La Raillère est limpide et incolore ; elle a une saveur franchement hépatique, elle a cette odeur propre aux eaux sulfureuses qui provient de l'acide sulfhydrique dégagé.

Elle est très onctueuse au toucher, grâce à la grande quantité de barégine qu'elle contient.

Sa densité est à peine supérieure à celle de l'eau distillée (1002 ou 1003).

Elle dégage de l'azote et de l'acide sulfhydrique, ce dernier en quantité très faible.

Elle ne dépose pas de soufre ; sa limpidité ne s'altère nullement dans les récipients où on la recueille.

En ce qui concerne la température, nous reproduisons les observations inédites que notre honoré confrère, M. le docteur Duhourcau, a bien voulu nous communiquer et que nous avons lieu de croire parfaitement exactes :

Source chaude.

Au griffon...................................... 39° 5
A la buvette .... 39° 4

A la conque du gargarisme .... 38° 4
Au n° 24 (aile nord, près de la buvette). 36° 8
Au n° 31 (extrémité de l'aile nord)... 36° 4
Au n° 9 (aile sud, près de la buvette). 35° 1
Au n° 1 (extrémité de l'aile sud) ..... 34° 3

La minime différence qui existe entre la température au griffon et la température à la buvette s'explique par une disposition particulière du conduit, qui traverse le bassin d'eau chaude avant d'arriver dans la galerie de l'établissement.

Source tempérée du sud.

Au griffon .... 38°
Au n° 9 (aile sud près de la buvette). 34°
Au n° 1 (extrémité de l'aile sud) .... 32° 2

Source tempérée du nord.

Au griffon ..... (inaccessible à cet endroit).
Au n° 24 (aile nord près de la buvette). 27°
Au n° 31 (extrémité de l'aile nord)... 26° 4

En examinant le premier tableau ci-dessus, on voit tout d'abord que l'eau de la buvette a une température très peu supérieure à celle du corps humain ; on peut même affirmer que ces deux températures sont égales, si l'on tient compte de la déperdition de calorique qui s'opère pendant que le verre du malade s'emplit : la division du liquide au point d'émer-gence, sa projection dans l'air ambiant, son contact ,avec les parois du vase sont autant de causes qui abaissent de deux degrés environ la température de l'eau avant qu'elle soit ingérée dans l'estomac. Les sources du nord et du sud ont une température infé-rieure à celle de la source du centre et par suite à celle ·de l'économie. Nous reviendrons plus tard sur ce point important, qui permet d'utiliser plus particulièrement en boisson la source chaude de La Raillère.

La température des deux sources latérales serait insuffisante pour l'administration des bains, si elles existaient seules. Heureusement, en mélangeant leur eau avec celle de la source centrale, on peut prépa-rer des bains dans d'excellentes conditions, comme on peut en juger par le tableau suivant :

	Température du bain.
Bain préparé au n° 9, aile sud, avec un mélange de la source chaude à 35° 1 et de la source tempérée sud à 34°.....	35°
Une heure après	32°
Bain préparé au n° 22, aile nord avec un mélange de la source chaude à 37° 8 et de la source tempérée nord à 26° 8.	35° 2
Une heure après......................	32° 6

Un bain à 35 degrés constitue un véritable bain

tempéré, comme on l'entend dans la pratique médicale. En ayant soin d'expulser de temps en temps
une partie de l'eau de la baignoire, à mesure qu'elle se
refroidit, on se trouve dans les meilleures conditions
possibles, sans que le liquide minéral ait été adultéré
par un mélange d'eau étrangère, ainsi que cela se
pratique dans certaines stations et même dans quelques-uns de nos établissements, non encore aména-
gés de telle sorte que l'eau thermale soit utilisée exclusivement à toute autre.

Comme la plupart des eaux thermales sulfureuses, l'eau de La Raillère présente un état électrique
qui se manifeste par son action sur l'aiguille du
thermo-multiplicateur. Il est aujourd'hui démontré et reconnu que dans ces eaux circule un courant
continuel s'élevant des couches profondes, où l'é-
lectricité négative prédomine, vers les couches supérieures, où l'action de l'air détermine une plus
grande quantité d'électricité positive.

Quelle est la provenance de cet état électrique?
Sont-ce les éléments chimiques de l'eau qui, dans
certaines conditions de température, de pression
atmosphérique, de terrains parcourus, etc..., subissent des combinaisons transitoires? Plusieurs
auteurs pensent que l'action de l'eau sulfureuse est
due principalement au courant électrique qui s'y dé-

veloppe et qui fait subir aux molécules minérales des modifications allotropiques.

Cet état électrique ne pourrait-il pas être attribué à la conductibilité de l'eau placée sous l'influence des grands courants qui parcourent notre planète ? Cette opinion pourrait s'appuyer sur ce fait que, sous l'influence de l'air et de la lumière, l'eau est plus ou moins altérée et contient une plus grande quantité de barégine qu'à l'état de pureté native ; que, par suite de la présence de la barégine, qui contient comme on le sait de la matière organisée, le liquide acquiert plus de conductibilité.

Il nous paraîtrait exclusif de vouloir trancher la question plutôt dans un sens que dans un autre. Nous admettrions plus volontiers les deux affirmations parce qu'elles nous paraissent toutes les deux acceptables : comme tout corps minéral, l'eau est un bon conducteur de l'électricité planétaire et elle contient en elle-même des éléments dont les actions réciproques peuvent provoquer la formation de courants électriques propres.

Quoi qu'il en soit, lorsqu'on étudie les propriétés physiologiques et thérapeutiques de l'eau de La Raillère, on doit tenir compte de son état électrique aussi bien que de sa température, du nombre et de la proportion de ses principes minéralisateurs et des états allotropiques de ces principes.

III.

Qualités chimiques.

L'eau de La Raillère a été analysée un assez grand nombre de fois. Nous n'hésitons pas à ranger parmi les meilleures analyses celle de MM. Filhol et Réveil, qui est une des plus récentes et une de celles auxquelles le public médical a accordé le plus de faveur. Voici quels éléments ces savants chimistes ont rencontrés et la proportion dans laquelle ces éléments se trouvent mêlés : (1)

	Source chaude	Source tempérée du sud.
Sulfure de sodium	0ᵍ 0177	0ᵍ 0177
Hyposulfite de soude	traces	traces
Sulfure de fer	id	id.
Chlorure de sodium	0, 0598	0, 0565
Chlorure de potassium	traces	traces
Carbonate de soude	id.	id.
Sulfate de soude	0, 0467	0, 0596
Silicate de soude	0, 0031	0, 0086
Silicate de chaux	0, 0324	0, 0296
Silicate de magnésie	traces	traces
Phosphate de chaux	id.	id.
Phosphate de magnésie	id.	id.
Borate de soude	id.	id.
Iodure de potassium	id.	id.
Fluor	id.	id.
Silice	0, 0195	0, 0316
Matières organiques	0, 0350	0, 0350
Gaz azote	22ᶜᶜ50	23ᶜᶜ10

(1) Cette analyse a été faite sur de l'eau prise au griffon de la source chaude et de la source tempérée du sud ; elle n'a pu porter sur l'eau de la source tempérée du nord, dont le griffon est inaccessible.

M. le docteur Duhourcau, un de nos collègues de l'Association médicale, a fait plusieurs essais sulfurométriques sur les eaux de La Raillère. Voici les chiffres qu'il a bien voulu nous communiquer et qu'il nous a fournis comme étant les plus rigoureux.

Quantité de sulfure de sodium, par litre.

	Source chaude	Source tempérée du sud.
Au griffon...................	0ᵍ 0169464	0ᵍ 0154728
A la buvette...............	0ᵍ 0169464	»

Proportion de sulfure de sodium par litre.

Bain préparé au n° 9 (aile sud, près de la buvette), avec un mélange d'eau de la source chaude à 35° 1 et d'eau de la source tempérée Sud à 34°	0ᵍ0076136
Au bout d'une heure, sans renouvellement d'eau	0ᵍ006140
Bain préparé au n° 22 (aile nord, près de la buvette), avec un mélange d'eau de la source chaude à 37° 8 et d'eau de la source tempérée Nord à 26° 8..........	0ᵍ0103152
Au bout d'une heure, sans renouvellement d'eau, 32° 6..........	0ᵍ0098240

Notre confrère s'est servi d'une liqueur iodée, contenant deux grammes d'iode par litre, c'est-à-dire 0ᵍ0002 d'iode par degré, chaque degré représentant un dixième de centimètre cube ; il en résulte qu'un degré de son sulfuromètre représente 0ᵍ0000614 de sulfure de sodium, chiffre par lequel il faut multiplier le nombre de degrés marqués dans chaque opération, afin d'avoir la quantité de sulfure de sodium contenu dans un demi-litre. En la doublant, on a la quantité contenue dans un litre.

D'après l'analyse de **MM.** Filhol et Réveil, corroborée au point de vue sulfurométrique par le travail de **M.** Duhourcau, on voit que les principes dominants de cette eau sont les éléments sulfureux (sulfures de sodium et de fer, sulfate de soude, hyposulfite de soude), puis le chlorure de sodium, puis les silicates alcalins, enfin la matière organique et la silice.

Au point de vue de la sulfuration, l'eau de La Raillère vient après celle de *César* et des *Espagnols,* de *Pauze-Vieux* et des *OEufs ;* elle passe avant celles de *Mauhourat,* du *Pré,* du *Petit-St-Sauveur,* du *Rocher,* de *Rieumizet* et du *Bois.*

Elle est moins chlorurée que les eaux de *Mauhourat,* des *OEufs,* de *Pauze-Vieux,* de *César,* des *Espagnols* et du *Bois ;* mais elle l'est plus que l'eau du *Petit-St-Sauveur*, du *Rocher*, de *Rieumizet* et du *Pré*.

Elle est moins alcaline que l'eau des *Espagnols,* de *César*, de *Mauhourat,* des *OEufs*, et de *Pauze-Vieux* ; elle l'est plus que l'eau du *Petit-St-Sauveur,* du *Pré,* du *Rocher* et de *Rieumizet*. Elle a plus d'analogie avec celle du *Bois*.

En ce qui concerne la matière organique, elle en contient moins que les eaux de *Mauhourat,* des *OEufs*, de *César*, des *Espagnols* et du *Petit-St-Sauveur*, mais plus que les autres, à l'exception du *Bois*, qui présente encore avec elle une certaine ressemblance de ce côté.

Enfin l'eau de *La Raillère* et celle du *Bois* sont les seules qui contiennent de la silice libre.

Si l'on a égard à la proportion des éléments qui constituent la minéralisation de l'eau de La Raillère, on se trouve tout naturellement amené à lui donner le nom d'eau sulfureuse, alcaline et siliceuse. Tout en nous refusant à croire que l'action d'une eau minérale est absolument en rapport avec la présence ou la prédominance de tel ou tel agent chimique, nous n'hésitons pas à admettre la dénomination ci-dessus, parce que les effets physiologiques et thérapeutiques de La Raillère peuvent s'expliquer par l'action directe de ses principaux éléments constituants, corroborée et complétée sans nul doute par l'action des éléments dont la proportion est moindre et par l'action de l'électricité et de la chaleur.

Quoi qu'il en soit, l'eau de La Raillère, bien que présentant une moindre proportion de principe sulfureux que les sources de certaines autres stations et même que les sources de *César*, des *Espagnols* et de *Pauze-Vieux*, présente un avantage précieux, c'est la fixité de sa sulfuration. La nature du principe dont il s'agit, qui prédomine dans l'eau de La Raillère, a été bien longtemps discutée. Aujourd'hui, cependant, le chimiste dont l'opinion est la plus répandue et la mieux acceptée, M. Filhol, a démontré que l'on a affaire au monosulfure de sodium. Il le prouve en faisant voir que l'eau de La Raillère, comme la plupart des eaux des Pyrénées, se comporte ainsi qu'une solution de monosulfure. Dans les deux liquides, l'acide arsénieux ne donne pas de précipité, mais il en fournit lorsqu'on ajoute un acide. A l'air, l'hydrogène sulfuré donne un dépôt de soufre ; un sulfhydrate donne un polysulfure et de l'acide sulfurique ; un sulfure seulement produit de l'acide sulfurique.

M. Filhol croit que la fixité du principe sulfureux de l'eau de La Raillère est en rapport avec la quantité relativement grande des silicates et carbonates alcalins et terreux, car les eaux minéralisées de cette façon laissent dégager peu d'acide sulfhydrique. Il

pense que, dans cette condition spéciale, le monosulfure n'est pas détruit de la même manière que
dans les eaux contenant en plus petite proportion
les sels dont nous parlons ; pour ce savant distin-
gué, le monosulfure est transformé plus particulièrement en polysulfure de sodium, sulfite et hyposulfite de soude, d'où certaines propriétés thérapeutiques propres, dont nous parlerons bientôt.

IV.

Effets physiologiques.

Passons maintenant en revue les éléments physiques et chimiques dont nous venons de parler et
voyons les effets que chacun d'eux peut exercer.

Et d'abord, la thermalité de l'eau de La Raillère
a-t-elle une action sur l'économie ? Il ne s'agit pas
en ce moment de distinguer la chaleur naturellement
produite dans le sein de la terre par des combinaisons
électro-chimiques, de celle qui est obtenue artificiellement par l'industrie des hommes, ni si cette température native donne à l'eau une qualité spéciale, une
personnalité en quelque sorte : c'est tout simplement
une question de thermomètre qui doit nous occuper.

Eh bien ! la source centrale de La Raillère possède, sur toutes ses rivales dans le monde, l'immense avantage de fournir un liquide dont la température est presque égale à celle que présente le corps humain, au moment même où elle est ingérée dans l'estomac. Il en résulte qu'elle n'est susceptible de produire sur l'organisme en général et sur les organes en particulier ni une déperdition de calorique amenant brusquement la stase du liquide sanguin dans les capillaires, ni une augmentation de la chaleur animale provoquant des mouvements congestifs soudains.

Il en résulte que la température de La Raillère a directement ou indirectement sur l'économie une action très limitée, qui mérite à peine d'être appelée excitante. Et encore convient-il d'ajouter que cette action ne se fait sentir que dans le cas où l'eau est absorbée par les voies digestives. Lorsque l'eau est administrée sous forme de bains, sa température descend à 35° centigrades et même à 34° et 33°, si l'on n'a pas le soin de renouveler le liquide de temps en temps. Cette température, étant inférieure à celle du sang, exerce plutôt une action générale sédative, hyposthénisante, comme cela se passe dans tous les bains tempérés.

En ce qui concerne les éléments chimiques qui entrent dans la composition de l'eau de La Raillère, il convient tout d'abord de rappeler une observation générale que nous avons écrite dès 1872, dans notre livre sur les *Eaux sulfureuses de Cauterets*, et que M. Durand-Fardel a consignée dans les savantes leçons qu'il a publiées l'année dernière sur les *Eaux minérales et les maladies chroniques* : une eau thermale n'est ce qu'elle est que par le rapprochement de tous les principes qui entrent dans sa composition ; mais, si nous n'avons pas le droit de proclamer que son action est sous la dépendance exclusive de tel ou tel élément chimique prépondérant, l'observation clinique, qui est le meilleur *criterium* du médecin, vient démontrer d'une manière évidente l'action prépondérante de certains principes.

L'eau qui nous occupe possède un dynamisme particulier, qui résulte de la diversité de ses éléments, de sa thermalité propre et de son état électrique permanent ; mais il faut convenir cependant que les composés sulfureux qu'elle tient en dissolution jouent un rôle réellement plus grand que les autres corps dans l'action curatrice exercée. En voici la preuve : abandonnez l'eau à l'air libre, de telle sorte que l'action de l'air décompose le sulfure de sodium, autrement dit de façon que cette eau soit désulfurée, son action sera complètement nulle. A ceux qui voudraient objecter que le refroidissement, en faisant perdre au liquide sa thermalité propre, lui enlève sa principale propriété et anéantit à lui seul toutes ses vertus, il suffit de répondre ceci : plongez une bouteille d'eau sulfureuse dans un milieu liquide ou solide qui ait la température de la source à son griffon et tenez la bouteille débouchée ; qu'arrivera-t-il ? Au bout d'un certain nombre de minutes, la désulfuration sera complète et votre eau, tout en conservant sa chaleur primitive, n'aura plus aucune action. C'est donc l'action de l'air qui, seule, décompose le monosulfure de sodium.

Voici maintenant la contre-épreuve : prenez de l'eau de La Raillère embouteillée avec précaution et laissez-là refroidir ; buvez cette eau et vous remarquerez que, sans produire des effets aussi manifestes qu'à sa température native, elle a encore une certaine action. D'ailleurs, les eaux sulfureuses froides, celle de Labassère par exemple, agissent également sans qu'il soit besoin de leur procurer une thermalité artificielle. Dans la pratique, on les mélange avec un liquide chaud, afin d'augmenter leur puissance ; mais la thermalité, tout en contribuant à corroborer leur propriété curative, ne la constitue pas exclusivement.

Dans l'eau de La Raillère donc, la température, qui est en harmonie avec celle du sang, ne produit par elle-même aucune stimulation bien appréciable ;

l'élément sulfureux et les autres éléments chimiques, qui prêtent au premier le renfort de leur action concourante, l'état électrique lui-même exercent sur l'organisme une stimulation qui peut trouver dans la thermalité la condition la plus favorable pour arriver à son *summum* d'intensité, mais cette thermalité n'a pas ici d'action propre sur l'économie. Dans la source de César, au contraire, la haute thermalité vient ajouter sa puissante action à l'action thérapeutique intrinsèque de l'eau minérale.

Si nous comparons maintenant l'élément sulfureux de l'eau de La Raillère aux autres éléments qui entrent dans sa composition, nous serons amené à constater que son action particulière l'emporte sur les actions isolées ou réunies de ces corps, qui doivent être considérés dès lors comme accessoires. En effet, quand on boit cette eau refroidie et désulfurée on se voit obligé de convenir qu'elle ne produit sur les appareils et sur les fonctions aucune action particulière ; elle joue dans les voies digestives le rôle d'une eau à peine potable, ce qui se conçoit très bien, si l'on se rappelle sa densité. En outre, elle perd presque complètement son pouvoir sur l'aiguille du thermo-multiplicateur, ce qui tient à la pauvreté de sa minéralisation dans ces conditions nouvelles.

Mais, dira-t-on, si votre eau est insignifiante

quand elle est froide et désulfurée, comment pouvez-vous parler des actions concourantes exercées par les éléments chimiques restants? Nous répondrons que l'analyse chimique ne fait pas connaître exactement la composition des eaux minérales telles qu'elles jaillissent du sol. Les états allotropiques sous lesquels se présentent ces éléments sont très variés, il existe dans ces eaux des conditions qui changent les affinités des corps et par suite il s'y forme des combinaisons transitoires que régissent l'état électrique, la thermalité et surtout, dans le cas dont il s'agit, la présence du sulfure de sodium.

Nous sommes heureux de nous trouver ici d'accord avec un de nos plus distingués confrères de la médecine thermale : (1) « Ce qu'il faut savoir surtout, c'est que l'altération du principe sulfureux commence dès le premier contact avec l'air et probablement avant, alors que la température et surtout la pression subie dans le parcours viennent à diminuer..... Les phénomènes de décomposition et de recomposition s'accomplissent et se succèdent sans interruption ; car il s'agit de la formation de corps instables, dont les éléments sont saisis incessamment par des principes qui en sont plus avides les uns que les autres. »

(1) Durand-Fardel : *les Eaux minérales et les maladies chroniques*. Paris, Germer-Baillère, 1874.

Dans l'espèce, on ne pourra nier l'influence du chlorure de sodium, qui provoque la salivation, augmente l'appétit et favorise la digestion, du carbonate de soude qui produit également sur les fonctions digestives des effets excitants, tendant à les réveiller lorsqu'elles sont languissantes ; de la magnésie, de la chaux et de la soude, qui absorbent les acides ; des silicates alcalins et du borate de soude, qui favorisent la sécrétion rénale et la dissolution de l'acide urique. Quant au sulfure de sodium, il est stimulant ; mais au moment où l'eau sort du robinet de la buvette, on se rappelle qu'elle subit un commencement d'altération, continuée dans l'estomac et se traduisant par la formation d'acide sulfhydrique ; cet acide sulfhydrique jouit de propriétés hyposthénisantes, qui viennent ici tempérer l'action du monosulfure non encore décomposé. Quant à la silice, qui reste libre en assez grande quantité dans l'eau de La Raillère, son action physiologique n'est pas du tout connue ; peut-être cette substance est-elle ici le reliquat d'une agglomération auparavant considérable et dont une partie a servi à la formation des silicates de soude, de chaux et de magnésie, sous l'influence de la chaleur, de l'électricité, de la lumière et de l'air ; peut-être marque-t-elle par sa présence un point particulier dans l'échelle des transformations successives qui mènent graduellement les eaux sulfureuses de leur sulfuration maxima à leur désulfuration complète.

Enfin, nous devons tenir compte de la barégine, qui contient en quantité relativement forte de la matière organique, des cristaux de silice, de soufre précipité ou d'autres sels des eaux minérales.

Nous ne devons pas négliger de parler ici de l'action que peut produire l'état électrique de l'eau de La Raillère, action qui se porte sur tous les tissus (intus et extra, quand les bains sont associés à la boisson), action qui est ensuite augmentée par le contact de la barégine avec la peau ou par sa décomposition dans l'estomac. Qu'elle provienne des grands courants électro-magnétiques de notre planète ou des réactions continuelles qui existent entre les éléments chimiques de l'eau, qu'on la confonde avec le dynamisme propre de l'eau ou qu'on regarde ces deux forces comme distinctes, il n'en est pas moins vrai que l'organisme animal subit des effets particuliers qui ne peuvent être attribués qu'à ce *quid ignotum.*

Est-ce à l'élément sulfureux ou bien au chlorure de sodium, est-ce aux carbonates ou bien aux silicates qu'on peut attribuer le bien-être que l'on éprouve quand on vient de boire à jeun un verre d'eau de La Raillère ou quand on se trouve plongé dans un bain de cet établissement? Nous ne sachions

pas que ces corps aient coutume de produire immédiatement de tels effets, en dehors d'opérations
particulières comme l'action de manger (sel marin)
ou la neutralisation des gaz de l'estomac (carbonate
de soude). Est-ce la barégine qui peut procurer cette
sensation agréable? on nous permettra de croire que
non, car elle n'a pas encore eu le temps d'être décom-
posée par l'estomac au moment où cette sensation
est perçue, et, quand elle est trop abondante, elle provoque au contraire dans cet organe une sensation de
pesanteur. Serait-ce par hasard la température?
Mais essayez donc de boire de l'eau de fontaine à
37 degrés et vous pourrez vous convaincre du contraire.

Est-ce enfin dans l'abondance des éléments chimiques que l'on peut trouver l'explication de ce
phénomène? Pas davantage, puisque telle source
très minéralisée produit du dégoût ou des pincements
désagréables.

Quoi qu'il en soit, cette force particulière, qui est
comme la résultante de toutes les conditions intrin-
sèques et extrinsèques auxquelles notre eau est sou-
mise, cette force produit des effets véritablement
névrosthéniques.

Ainsi donc, pour nous résumer, l'eau de La
Raillère contient des éléments stimulants, comme
le chlorure de sodium, le monosulfure de so-

dium, la matière organique, etc.; des éléments
toniques, comme le sulfure de fer ; des éléments
hyposthénisants, comme l'acide sulfhydrique ; des
éléments altérants, comme l'iodure potassique,
le fluor, les silicates alcalins, le borate de soude,
les carbonates, etc. La température, de son côté,
considérée au point de vue de son action directe sur
l'économie, n'a qu'une action insignifiante quand
l'eau est prise en boisson ; elle peut même devenir
un agent de sédation quand l'eau est prise en bains ;
mais, envisagée dans un sens relatif, elle a une im-
portance capitale, elle est comme un passeport de
rigueur, qui donne à l'eau de La Raillère sa moda-
lité, sa personnalité propre, sans lequel tous les
éléments chimiques resteraient impuissants, sans
lequel l'électricité ne pourrait se développer. Tous
ces agents, toutes ces forces, en se combinant
sans cesse entre eux, en se livrant pour ainsi dire
à un mouvement uniformément varié, réalisent des
propriétés physiologiques particulières, qui constituent ce qu'on appelle la puissance thermo-électrique
de l'eau que nous étudions, et cette puissance thermo-électrique produit sur l'homme en santé des
effets qui nous font concevoir comment elle agit sur
l'homme malade.

Lorsqu'on se contente de boire l'eau de La Raillère,
voici ce qu'on observe : on éprouve une sensation

agréable aussitôt après son ingestion dans l'estomac, l'appétit se développe, la digestion s'opère plus facilement, les fonctions de la peau s'animent, la circulation s'exerce avec plus de liberté et le pouls augmente de fréquence après quelques heures, en même temps que la chaleur animale s'accroît d'une manière assez notable ; les sécrétions glandulaires s'activent. Au bout d'un certain temps, cet ensemble de phénomènes entraîne un remontement général des forces, remontement qui peut, en se prolongeant, devenir une reconstitution définitive des forces.

Lorsqu'on expérimente l'eau de La Raillère en bains d'une manière exclusive, on constate sur toute la surface de la peau une sensation agréable, et dans tout le corps une légère stimulation qu'on peut comparer à celle que l'on ressent lorsqu'on vient de subir l'action d'un courant électrique peu intense. En même temps, on peut voir que le pouls reste à l'état normal si la température du bain est maintenue à 36° centigrades et qu'il décroît graduellement de quelques pulsations à mesure que cette température descend. Après le bain, le pouls se ralentit toujours, quel qu'ait été le nombre de degrés marqués par le thermomètre, au-dessous de 36° ; quelques heures après, il remonte peu à peu à son rhythme normal, puis ce rhythme est légèrement accéléré et enfin il tend à revenir à sa vitesse ordinaire.

La chaleur organique suit une marche parallèle : dans le bain, elle reste stationnaire à 36 degrés et décroît à mesure que le thermomètre descend ; après le bain, elle reste au-dessous de son chiffre normal, pour remonter un peu plus tard au-dessus de ce même chiffre et y redescendre définitivement à très peu de chose près.

A la longue, en continuant l'usage des bains, on voit le pouls et la chaleur animale subir un accroissement insensible ; autrement dit, la stimulation se produit moins rapidement que dans le cas où l'eau est introduite dans l'estomac. Toutes les autres fonctions dont nous avons parlé tout à l'heure subissent un retard analogue dans leur remontement, lorsque le bain est seul employé.

Lorsque les bains et la boisson sont menés de front, les effets stimulants que produit isolément la boisson sont retardés aussitôt après le traitement quotidien ; mais, quelques heures plus tard, ils sont renforcés par la stimulation que le bain ne produit que tardivement. Après une période de 15 à 20 jours, le remontement général est beaucoup plus grand avec ce régime qu'avec l'emploi isolé d'un des deux modes d'expérimentation.

Les observations qui précèdent sont le résultat de nombreuses expériences que nous avons faites sur nous-même ; grâce à ces expériences, nous avons pu éclairer notre jugement et calculer avec assez de rigueur le mode d'emploi de l'eau de Cauterets.

L'eau qui fait l'objet de cette étude agit sur la muqueuse buccale et pharyngo-laryngienne d'une manière à la fois générale et locale, ou, si l'on veut, indirectement et directement, lorsqu'elle est introduite dans l'estomac. Son passage dans les premières voies, son contact avec la muqueuse qui les tapisse, exerce sur la surface de cette muqueuse une action stimulante, qui se traduit par de la chaleur et du bien-être local, ainsi que par un accroissement dans la quantité de salive que sécrétent les glandes de la région. Lorsqu'on boit à petites gorgées, la stimulation produite provoque quelquefois des *hem* semblables à ceux qu'on observe dans la pharyngolaryngite granuleuse ; lorsque l'eau est employée en gargarismes, ces phénomènes sont encore plus marqués, et cela se conçoit très bien, puisque le contact est beaucoup plus prolongé.

D'un autre côté, il est évident que la bouche et l'isthme du gosier prennent leur part des effets généraux que produit sur l'organisme l'usage de l'eau à l'intérieur.

On conçoit que la stimulation concourante produite par le contact et par l'absorption puisse devenir assez intense : et, en effet, il arrive souvent qu'au bout d'un certain temps d'expérimentation, on soit amené à constater certaines conséquences dont nous parlerons tout à l'heure.

Il en est de même pour la pituitaire, lorsque les malades se livrent à des aspirations nasales.

L'eau de La Raillère agit également sur toute l'étenduc de la muqueuse qui tapisse l'appareil respiratoire en le stimulant, en augmentant ses sécrétions et en donnant une plus grande amplitude aux mouvements du thorax ; il semble qu'on respire avec plus de facilité et plus profondément. Les effets qui se font sentir sur cette membrane sont dus à l'incitation motrice qui prend sa source dans le contact du liquide avec les voies digestives, qui s'exerce sur les nerfs splanchniques et qui amène à sa suite sur le pneumogastrique et le grand sympathique des actions réflexes, favorables au jeu des fonctions digestive, circulatoire et respiratoire. Il y a donc ici une action d'ensemble qui est stimulante et tonique, dont bénéficient tous les appareils.

Cette action est tempérée, du côté des bronches, par le humage auquel on se livre involontairement en respirant l'atmosphère sulfurée qui sature les galeries de l'établissement et surtout pendant la durée des bains : l'acide sulfhydrique absorbé exerce sur la circulation tout entière une action sédative, dont nous reparlerons quand nous nous occuperons des effets thérapeutiques de l'eau de La Raillère.

Enfin la muqueuse vaginale et le col de l'utérus bénéficient de cette action générale et locale, exercée par le précieux liquide minéral, quand on a recours aux douches appliquées dans cette région en même temps qu'à la boisson. Depuis longtemps, les femmes viennent à La Raillère pour combattre l'aménorrhée et la dysménorrhée.

V.

Effets pathogéniques.

L'usage intempestif ou abusif de l'eau de La Raillère peut donner lieu à divers accidents, qu'il est facile d'éviter en restant dans les limites d'une prescription rationnelle : *est modus in rebus.*

Parmi ces accidents, il faut ranger la fièvre thermale : elle est plus fréquente chez les gens en bonne santé qui boivent par imitation, par curiosité ou par bravade des doses liquides assez fortes, qu'elle ne l'est chez les personnes réellement malades. Mais, quand elle survient chez ces derniers, elle est plus grave, surtout chez ceux qui sont profondément débilités et arrivés à la dernière période de leur maladie.

Quand cette fièvre se montre, elle peut revêtir des caractères différents, selon les dispositions personnelles ; cependant quand l'eau de La Raillère, prise dans de mauvaises conditions, arrive à la provoquer, on peut affirmer, en risquant peu de se tromper, que les accidents spéciaux ont leur siége dans les voies respiratoires, parce que la plupart des malades qui la boivent ont des affections localisées à cet appareil. Tantôt c'est un coryza ou une angine simple, tantôt c'est une grippe, tantôt une hémoptysie qui se manifeste.

Mais, le plus souvent, ce sont les accidents locaux qui se présentent, sans que la fièvre apparaisse.

L'usage trop longtemps continué des gargarismes et des aspirations nasales amène aussi des corysas, des angines tonsillaires, des stomatites ; la pratique abusive des bains provoque, de son côté, une éruption quelconque sur la peau ; enfin les douches vaginales prolongées peuvent produire une hypersécrétion du côté des organes génitaux de la femme.

Si nous mentionnons tous les contre-temps qui peuvent être observés à la suite d'une médication mal appliquée ou mal supportée, c'est afin de ne pas mériter le reproche d'optimisme qu'on adresse habituellement aux médecins des eaux ; mais nous devons déclarer hautement et répéter que ces phénomènes sont relativement très rares, du moins nous ne les observons personnellement que d'une manière exceptionnelle, et, nous devons le dire, presque à chaque fois qu'il nous a été donné de les constater, c'était chez des malades qui se traitaient seuls ou à l'aide de formules plus ou moins rationnelles, rédigées loin de Cauterets et mises en pratique en dehors de toute surveillance compétente.

VI.

Effets thérapeutiques.

En étudiant l'action physiologique et pathogénétique de l'eau de La Raillère, nous avons pour ainsi dire établi l'action thérapeutique qu'elle est susceptible d'exercer. Elle facilite les phénomènes profonds de la vie, elle porte à leur *summum* les forces dont jouit l'organisme et elle les équilibre ; en un mot, elle favorise le retour à la santé.

On ne doit pas la regarder comme un agent de la médication excitante, car l'action de sa température est presque nulle, et sa sulfuration n'est pas assez intense pour amener de véritables phénomènes d'excitation, quand le traitement est bien formulé ; elle est essentiellement un agent tonique. Sous ce rapport, elle convient à la classe nombreuse des anémies, débilités, épuisements, que ces conditions de santé tiennent à une maladie chronique existante, qu'elles soient la suite d'une affection aiguë ou qu'elles soient le résultat de fatigues physiques ou morales.

Elle est aussi un agent de la médication résolutive ; hâtons-nous d'ajouter que son influence se porte, dans ce cas, d'une manière particulière sur l'appareil respiratoire tout entier. C'est justement cette action élective qui a fait depuis des siècles son immense réputation. Nous ne voulons pas dire que cette action se porte exclusivement vers les organes thoraciques ; et la preuve, c'est qu'elle produit des effets résolutifs sur les engorgements ganglionnaires, sur l'infiltration qui accompagne la cachexie paludéenne, etc. Mais il est certain que cette action n'amène à sa suite aucun résultat favorable, ni dans les maladies du foie ou des reins, ni dans les vieilles tumeurs, ni dans les engorgements qui se forment autour de certaines fractures, ni dans les rhumatismes chroniques, et ainsi de suite. Dans la bronchite non aiguë, au contraire, dans les laryngites de nature variée, dans la congestion pulmonaire chronique, dans certaines formes de phthisie, dans les angines diverses, dans les vieux coryzas, etc., elle produit de puissants et durables effets.

On nous objectera peut-être que la plupart des eaux sulfureuses jouissent de cette action élective et que, si c'est là l'origine de la grande réputation de La Raillère, une pareille réputation n'a pas sa raison d'être. La réponse est facile : le pain, de quelque manière qu'on le fabrique, est un aliment ; mais ses propriétés nutritives dépendent de la farine qu'on emploie, de l'eau qui sert à faire la pâte, du sel qu'on y met, du mode de pétrissage et de bien d'autres conditions. Il en est de même des eaux minérales sulfureuses ; l'eau de La Raillère réunit en quelque sorte les conditions les plus indispensables pour que son action élective sur les voies respiratoires soit portée au point précis qui la rend propre à guérir les maladies chroniques de cet appareil ; elle n'est ni trop faible pour amuser les malades, comme cela se voit dans quelques stations, ni trop forte pour provoquer à dose rationnelle des accidents formidables, comme cela s'observe dans d'autres stations et à Cauterets même, quand on s'adresse inopportunément aux sources trop chaudes et trop sulfureuses de cette localité.

Outre le bénéfice qu'elle retire de l'action tonique générale s'étendant à tout l'organisme, la muqueuse bronchique est le siége d'une exhalation qui agit sur les éléments composants de son tissu propre : nous voulons parler de l'élimination de l'hydrogène sulfuré existant dans l'économie à la suite d'un traitement interne.

Exclusivement utilisée sous forme de bains et de humage, l'eau de La Raillère est un précieux agent de la médication sédative, grâce à sa température modérée et à la faible quantité d'acide sulfhydrique qui s'en dégage. Sous ce rapport, elle peut rendre et elle rend tous les jours des services signalées dans des cas bien déterminés, par exemple dans la seconde période de la phthisie à forme hémorrhagique, dans les laryngites chroniques chez les personnes à tempérament nerveux, dans les bronchites chroniques qui sont caractérisées par une toux fréquente et une expectoration difficile, dans l'asthme accompagné d'un catarrhe abondant. Bien entendu, nous ne parlons en ce moment que d'affections simples, c'est-à-dire qui ne sont pas liées à une diathèse quelconque ; car alors le secours apporté par l'eau de La Raillère perd beaucoup de sa valeur, si le médecin ne prescrit pas concurremment des moyens thérapeutiques ou des procédés de la médecine thermale appropriés à la maladie constitutionnelle.

Lorsqu'on prescrit alternativement l'eau de La Raillère en boisson, gargarismes, bains et inhalations, elle produit tour à tour des effets sédatifs et toniques : cette succession d'effets peut convenir dans quelques cas particuliers, par exemple lorsqu'on veut traiter avec précaution une maladie dans laquelle il se présente tous les jours des exacerbations, comme cela se présente si souvent dans la phthisie, par exemple.

Enfin l'eau de La Raillère peut être considérée, dans des circonstances déterminées, comme un agent de la médication substitutive : lorsque le praticien constate que la médication simplement résolutive reste impuissante à modifier l'état de la muqueuse bronchique et qu'il veut faire passer la maladie de l'état chronique et torpide à l'état sub-aigu, il se trouve dans le cas d'augmenter la dose de boisson, afin de provoquer cette irritation salutaire qui doit, en disparaissant, laisser l'appareil respiratoire complètement guéri : c'était la pratique habituelle de nos devanciers. Heureusement, les cas sont rares où l'on se trouve obligé de recourir à une pareille perturbation ; quand il est nécessaire de rechercher ces effets substitutifs, on peut éviter de jouer avec le feu dont nous parlons, en cherchant dans les moyens balnéaires externes un secours qu'il est si facile de trouver.

Cette action substitutive s'observe encore dans les uréthrites chroniques que l'on traite par l'eau en bois-

son, aidée de grands bains et d'injections minérales,
ainsi que dans le catarrhe chronique à forme torpide
de l'utérus que l'on traite au moyen de l'eau en boisson, corroborée par les douches spéciales de l'établissement ou par les injections dans le bain, ou bien
encore par les bains vagino-utérins qui sont deve-
nus praticables grâce au spéculum à grille recom-
mandé dans notre livre sur les eaux de Cauterets (1).
L'eau de La Raillère peut aussi être regardée comme
un agent de substitution, si l'on considère qu'elle
provoque, comme la plupart des eaux sulfureuses,
la venue d'une éruption quelconque sur un point de
la peau, rapproché ou éloigné du siége de la maladie, et que cette éruption devient la maladie principale qui tempère l'affection ancienne, ou bien la maladie unique qui emporte l'affection primitive.

VII.

*Emploi de La Raillère comme agent principal ou
accessoire de traitement.*

L'eau de La Raillère, comme nous venons de le
voir, d'après tout ce qui précède, peut, dans un très

(1) *Les Eaux minérales sulfureuses de Cauterets.* Paris, G.
Masson, 1874, 4ᵐᵉ édition.

grand nombre de cas, faire à elle seule le fond d'une cure ; mais il se présente une foule d'occasions dans lesquelles le médecin croit devoir par exemple activer ou retarder le traitement : dans le premier cas, il associe à l'eau de La Raillère, soit l'eau de Mauhourat en boisson, soit l'eau de César en boisson, en bains, en douches, en pédiluves et en pulvérisation, soit l'eau de Pauze-Vieux en bains, soit celle des Œufs en douches ou en bains de piscine ; dans le second cas, au contraire, il ordonne l'eau du Rocher en boisson, en gargarismes ou en bains, l'eau de Pauze-Nouveau en humage, l'eau du Bois ou du Petit-Saint-Sauveur en bains et en douches vaginales, l'eau du Bois en bains ou en douches peu stimulantes.

Comme on le voit, nos sources nombreuses, avec leur action particulière, permettent au médecin de satisfaire à toutes les indications qui peuvent prendre leur origine dans la nature, l'ancienneté et la gravité de la maladie aussi bien que dans le tempérament, les habitudes et l'état moral du malade. Par suite, les combinaisons de ces sources entre elles et des divers procédés hydrothérapiques les uns avec les autres sont extrêmement variées et constituent une ressource des plus précieuses.

Ainsi, par exemple, le traitement par La Raillère en boisson et en gargarismes produit-il un peu d'irritation du côté des bronches, il suffit de prescrire un pédiluve à César ou aux Œufs pour mettre un terme à ce petit accident : l'eau de La Raillère est-elle insuffisante à réveiller l'appétit d'un malade émacié, l'eau de Mauhourat en boisson viendra réaliser ce *desideratum* (1) ; a-t-on modifié l'élément catarrhal chez un asthmatique et convient-il d'agir avec plus de force que ne le permet l'eau de la Raillère, l'eau de César en boisson, les douches puissantes des Espagnols, la douche écossaise à l'établissement des Œufs, contrebalancés dans leur action stimulante au moyen des humages à Pauze-Nouveau, viendront vous donner le moyen de faire face à de nouveaux besoins, à de nouvelles indications. Est-il expédient de faire naître sur la peau une poussée diathésique : alors corroborez l'action générale de La Raillère par la grande douche un peu chaude de César. Pensez-vous que le traitement d'une bronchite chronique puisse être mené de front avec le traitement d'une maladie concomitante, comme un vieux rhumatisme musculaire, un engorgement ganglionnaire ancien, une névralgie sciatique, ayez recours aux bains et aux douches du Pré.

Cette femme hystérique se trouve atteinte d'une

____

(1) *Des indications particulières de l'eau de Mauhourat,* par le docteur Moinet. Paris, G. Masson, 1874.

angine granuleuse ou d'une congestion pulmonaire
chronique : vous associerez les soins spéciaux exé-
cutés à La Raillère avec les bains et les douches vaginales du Petit-Saint-Sauveur. Trouvez-vous que
l'eau de La Raillère est trop excitante pour un phthi-
sique chez lequel il y a tendance aux exacerbations
nocturnes, l'eau du Rocher en boisson vous rendra
d'éminents services.

Voici maintenant un tuberculeux, dont l'état pulmonaire indique le premier degré de la maladie,
mais dont le larynx présente déjà des altérations
graves. La Raillère suffira pour le traitement ; des
bains entiers, continués seuls ou alternés avec des
demi-bains, ou mieux encore des demi-bains de dix
minutes terminés par des bains entiers de vingt minutes produiront un excellent effet, surtout si le
malade a soin de respirer aussi près que possible
du niveau de l'eau et s'il use discrètement de la boisson et des gargarismes. Dans un cas de cette sorte,
vouloir violenter le patient avec des pédiluves, des
douches ou une boisson abondante, c'est risquer de
produire un mouvement fébrile et une rapide évolution de la tuberculose pulmonaire.

Nous pourrions multiplier les exemples ; mais
cela deviendrait fastidieux.

En résumé, l'eau de La Raillère peut être employée
seule, ou alternée avec d'autres sources, ou enfin utili-

sée concurremment avec celles-ci. Le mérite du médecin, dans ces circonstances, consiste non-seulement à bien poser son diagnostic et à apprécier nettement la situation du malade au moment où on le voit, mais encore et surtout à choisir les moyens hydrothérapiques le mieux appropriés à son état. C'est ce dernier point qui constitue la spécialité du médecin des eaux.

Quoi qu'il en soit, l'eau de La Raillère est surtout prescrite contre les maladies de l'appareil respiratoire tout entier, ainsi que nous l'avons laissé entendre dans les chapitres précédents. Cette vertu spéciale la place au-dessus de la Source-Vieille des Eaux-Bonnes. Elle contient moins de sulfure de sodium que cette dernière, mais elle a, par cela même peut-être, l'avantage d'être moins excitante qu'elle. D'ailleurs, le mode d'administration dans les deux villes d'eaux exerce une grande influence sur l'action intrinsèque des deux sources dont nous parlons. « Les bains et demi-bains, dont on use peu aux Eaux-Bonnes parce que le débit de l'eau y est insuffisant et qui au contraire sont très souvent prescrits à La Raillère concurremment avec la boisson, en stimulant légèrement la peau et les parties inférieures du corps, tempèrent le mouvement fluxionnaire que l'usage intérieur de l'eau tend à déterminer du côté des poumons, action favorable que vient encore seconder l'usage des bains de jambes que l'on prend dans la soirée aux Espagnols, à César et aux Œufs. » (1)

L'eau de La Raillère est encore utilisée avec quelque profit contre les affections chroniques, nerveuses ou autres, des voies digestives et des organes génito-urinaires ; mais cette influence est accessoire et nous avons dans la station des sources qui répondent mieux aux indications de cette nature. Pourtant elle suffit dans certains catarrhes de l'utérus, dans les vieux écoulements de l'urèthre, dans la dyspepsie provenant d'un état anémique. Comme presque toutes les eaux sulfurées-sodiques, elle est prescrite avec avantage contre les déterminations périphériques de la scrofule, autrement dit les scrofulides muqueuses et cutanées et même, quoique avec moins de vigueur, contre ses déterminations profondes, glanduleuses, celluleules et osseuses ; elle agit aussi sur les vieilles plaies, sur les cicatrices douloureuses et sur les engorgements articulaires. dus au lymphatisme, en détergeant les premiers, en assouplissant les secondes et en amenant la résolution des autres. Enfin, elle a parfois une influence avorable sur des rhumatismes légers, mais c'est par

(1) Constantin James : *Guide pratique aux eaux minérales de France*, page 87.

exception, car ni sa sulfuration ni sa thermalité ne peuvent suffire aux indications d'un pareil traitement.

VIII.

Dosage de l'eau de La Raillère.

L'eau de La Raillère en boisson peut être prescrite d'une manière très variable, qui dépend d'une foule de conditions générales ou spéciales, depuis un demi-quart de verre jusqu'à cinq et six verres parjour. Nous avons vu quelquefois des malades fanfarons, ou trop avides de guérison, ou enfin désireux de boire pour leur argent, engloutir des quantités démesurées de cette eau minérale. Presque toujours ces excès ne restent pas impunis et l'on voit survenir des accidents qui peuvent se borner à un simple malaise ou prendre les proportions d'une maladie grave ; parmi les personnes qui n'éprouvent qu'un embarras passager au moment même de leur imprudence et même parmi celles qui restent tout à fait indemnes, il en est qui, après une période de jours plus ou moins longue, soit dans la station, soit après leur retour au foyer domestique, sont pris à l'improviste d'une hémoptysie, d'une congestion pulmonaire, hépatique ou cérébrale, d'un mouvement fébrile inaccoutumé, etc.

Nous avons souvent par les médecins traitants des nouvelles de nos malades, nous revoyons ceux-ci lorsqu'ils viennent faire une seconde et quelquefois une troisième saison et nous pouvons de la sorte nous fixer sur les effets ultérieurs de ces traitements irrationnels. Un jour, nous apprîmes qu'un malade bravache, qui avait bu par jour 20 verres d'eau de La Raillère en faisant des gorges chaudes sur l'eau minérale et sur la réserve de son médecin, était mort d'une attaque d'apoplexie, quelques jours après son arrivée chez lui.

Les effets vraiment curateurs, ceux dont une judicieuse direction et une scrupuleuse exactitude préparent et assurent la réalisation, se produisent quelquefois d'une façon inopinée, mais en général lentement et pour ainsi dire presque insensiblement. Un certain nombre de malades sont assez heureux pour obtenir leur guérison pendant leur séjour aux eaux, d'ailleurs généralement très limité ; beaucoup ne constatent l'amélioration de leur état qu'à une époque avancée de leur traitement ou même un peu plus tard ; quelques-uns partent un peu plus souffrants et retrouvent quelque temps après une grande amélioration. Ces derniers forment le plus petit nombre : ce sont généralement des malades dont le traitement a été un peu trop activé eu égard à leur état particulier, ou qui ont été

traités dans des circonstances inopportunes. Il arrive
en effet que le médecin recommande à certaines
personnes de retourner chez elles ou d'attendre quelque temps dans la station pour qu'elles puissent
trouver le moment le plus favorable pour elles, et que
ces personnes repoussent ce sage conseil et, pres-
sées par leurs affaires ou par l'exiguïté de leurs res-
sources, veulent absolument se traiter et se traitent
en effet. De son côté, le médecin est sujet à erreur
et il peut lui arriver de dépasser la limite précise
à laquelle il convient de s'arrêter dans le traitement
par l'eau de La Raillère, seule ou corroborée de
moyens accessoires fournis par les autres sources.

Sous forme de bains, cette eau doit être prescrite
avec beaucoup de ménagements dans les bronchites
chroniques à flux abondant, dans les laryngites tu-
berculeuses, dans la phthisie à la seconde période,
dans la pleurésie chronique avec épanchement; il faut
aussi tenir compte du jeune âge et de la vieillesse des
malades. On doit surtout les suspendre pendant les
menstrues, quoique cette médication, exécutée avec
soin et avec prudence, ne soit pas contre-indiquée
en elle-même; mais les femmes qui se trouvent dans
de telles conditions sont exposées à se refroidir en
se déshabillant, en s'habillant ou même en négli-
geant de renouveler l'eau de leur bain, dont la température s'abaisse en une heure de quatre à cinq degrés.

Les demi-bains doivent être ordonnés avec des
ménagements encore plus grands aux gens émaciés
et à ceux qui, sans en être réduits à cet état, sont
porteurs d'affections graves. Pendant que la moitié
sous-diaphragmatique du corps est plongée dans
l'eau, les vapeurs qui se dégagent de la baignoire se
condensent en s'élevant et retombent en un fin
brouillard sur la peau du malade ou sur son vêtement
de précaution ; il en résulte que la partie supérieure
est exposée au refroidissement. Il arrive aussi que le
malade, prenant mal ses mesures, mouille le bas de
son gilet de flanelle et se refroidit encore plus vite
au bout d'un instant. Pour notre compte personnel,
nous donnons les conseils les plus minutieux, quand
nous prescrivons les demi-bains, parce que, s'ils constituent un précieux moyen de traitement, ils peuvent
devenir le point de départ d'accidents sérieux. Les
demi-bains sont absolument contre-indiqués pendant
les règles.

En ce qui concerne le humage ou, si l'on veut, la
respiration de l'atmosphère sulfureuse de La Raillère,
nous pensons que c'est une pratique qui rend de
grands services, mais qu'il est nécessaire d'augmenter graduellement la longueur des séances et qu'il
ne faut guère dépasser trois heures par jour. Le
humage pendant le bain est plus efficace, puisque
le malade respire les vapeurs au ras de la nappe

liquide et peut même en augmenter la production pour peu qu'il agite l'eau minérale. Les séances trop prolongées sont susceptibles de donner lieu à la pesanteur de tête et même à de l'engourdissement cérébral.

Les gargarismes ne doivent pas être pris outre mesure. Nous avons vu des malades employer à cet usage dix verres d'eau matin et soir, quelques-uns impunément, mais la plupart avec le bénéfice net d'une angine simple qui retardait leur traitement ; il est certains cas où cette substitution peut rendre des services signalés, mais il faut bien se garder de croire que la doctrine des médecins du dernier siècle, se résumant dans le mot inflammation substitutive, puisse être acceptée sans réserve aujourd'hui ; il faut, en d'autres termes, ne rechercher ces effets particuliers qu'avec une extrême circonspection. Le même raisonnement s'applique aux aspirations nasales destinées à guérir les coryzas chroniques, simples ou ulcéreux. En moyenne, dans les cas de maladie qui ne comportent pas un pronostic grave, deux ou trois verres, matin et soir, suffisent pour la gargarisaton ; un ou deux au plus, deux fois par jour, forment un traitement suffisant pour les affections de la pituitaire.

Les douches vaginales de La Raillère, qui sont si utiles, doivent, pour être données dans les meilleures conditions, ne pas se prolonger au delà de dix minutes en moyenne et, autant que possible, il est bon de les faire suivre d'un bain interne avec le spéculum à grille.

Enfin les injections uréthrales, pour agir d'une manière plus complète, demandent à être précédées de la précaution suivante : se livrer à la miction, c'est-à-dire uriner. L'injection ou les injections étant prises à ce moment, l'envie d'uriner ne se représente que longtemps après et, dans cette condition, le contact de l'eau minérale avec la muqueuse a le temps de produire tout son effet.

L'usage de l'eau de La Raillère peut être accompagné de prescriptions médicamenteuses, destinées à compléter ses effets, et de prescriptions chirurgicales qui surgissent quelquefois *ex abrupto*, comme la pose d'un vésicatoire, l'opération de la thoracentèse, etc. Autant que possible, le médecin des eaux ne saurait se montrer trop réservé sur ce point et il ne doit se décider que dans le cas d'une indication formelle.

IX.

Exportation de l'eau de La Raillère.

Lorsque le malade quitte Cauterets après une saison un peu trop courte, soit qu'il se trouve dans l'absolue nécessité de rentrer chez lui pour des motifs particuliers, soit qu'il arrive à la saturation en peu de temps, soit que son affection présente une tendance actuelle à la forme aiguë, le médecin se voit dans l'obligation de prescrire de l'eau transportée, dont la consommation se fait à domicile après un intervalle variant de quelques jours à quelques mois. L'eau embouteillée est encore ordonnée pour compléter à distance l'effet produit par un traitement complet et bien suivi, par .exemple chez les malades affectés d'un catarrhe chronique des bronches qui est en voie de disparition, mais qui serait sujet à des recrudescences sérieuses pendant l'hiver sans cette précaution spéciale. Dans un grand nombre de circonstances, ces petites saisons complémentaires permettent aux patients de passer l'hiver sans perdre le bénéfice de la cure à Cauterets et de la sorte ils atteignent la saison suivante, qui achève leur guérison.

Autrefois, l'eau de La Raillère éprouvait une assez grande altération, après avoir été mise en bouteille, comme cela se passe encore dans les autres stations pyrénéennes. Cette altération dépendait de l'action de l'air qui se trouvait en dissolution dans la bouteille. Aujourd'hui elle n'existe plus, grâce au procédé d'embouteillage employé par la Compagnie.

Le procédé d'embouteillage de la Compagnie fermière assure la parfaite conservation de l'eau de La Raillère comme de l'eau de nos autres sources ; nous en avons parlé dans notre livre sur les *Eaux de Cauterets*, nous le reproduisons ici, afin de le faire connaître aux personnes qui n'ont pas lu cet ouvrage.

Un disque de cuivre, garni à sa partie inférieure d'une rondelle de caoutchouc, repose sur le goulot de la bouteille. Ce disque est traversé par un tube d'étain, destiné à conduire le liquide dans la bouteille ; il est percé d'un petit trou permettant à l'air contenu dans celle-ci de se dégager, à mesure que l'eau monte. Une des extrémités du tube s'adapte au robinet de la source par un prolongement en caoutchouc, l'autre est introduite dans la bouteille de manière à ce qu'elle arrive à un centimètre du fond. L'emplissage, qui dure quelques secondes, déplace l'air atmosphérique de la bouteille et fait monter l'eau jusqu'au ras du goulot. Une machine à forte pression enfonce aussitôt, en comprimant l'eau minérale, le bouchon préalablement mouillé. Quand l'eau est refroidie, il se forme un petit intervalle entre la surface supérieure du liquide et la face inférieure du bouchon.

L'emplissage se faisant par le fond, son action altérante sur l'eau minérale ne s'exerce pas ; le liquide ne bouillonne pas et ne dégage pas ses vapeurs sulfureuses comme cela aurait lieu si on le versait de haut en bas.

Des analyses comparatives entre l'eau prise à sa source et l'eau transportée, chauffée au bain-marie, ont été faites par **M. Filhol** et **M. J. Lefort**; il résulte de l'expérience de ces chimistes que la perte en élément sulfureux a été environ de deux milligrammes par litre. Et, de l'aveu des expérimentateurs, quelques bouteilles avaient été moins bien bouchées que d'autres, sans doute par des employés un peu novices.

Voici maintenant les observations qu'a bien voulu nous communiquer notre honorable confrère, **M. Duhourcau**.

« Le 10 octobre 1874, l'eau de la buvette, ramenée à 20° centigrades, présentait la sulfuration suivante :

Sulfure de sodium. . . . . . . $0^g 0169464$
Hyposulfite de soude. . . . . $0^g 00078$

Ce jour là, je fis emplir à la buvette en ma présence, avec toutes les précautions désirables, vingt-cinq bouteilles d'eau ; les unes furent exposées à la lumière au dehors, les autres furent mises dans une obscurité complète. Voici les constatations que j'ai faites.

Sulfuration de l'eau de La Raillère en bouteilles.

	A la lumière.	Dans l'obscurité.
Après une semaine :		
Dégré du sulfure...	0ᵍ 0142448	0ᵍ 0141220
— des hyposulfites	0, 00468	0, 00390
Après quatre semaines :		
Degré du sulfure...	0, 0138764	0, 0136308
— des hyposulfites	0, 00390	0, 00468
Après six semaines :		
Degré du sulfure...	0, 0126484	0, 0135080
— des hyposulfites	0, 00468	0, 00468
Après 53 jours :		
Degré du sulfure...	0, 0158412	0, 0130168
— des hyposulfites	0, 00390	0, 00468
Après quatre mois :		
Degré de sulfure...	0, 0148588	0, 0137536
— des hyposulfites	0, 00429	0, 00624

Comme on le voit, le degré sulfurométrique a été constamment plus faible qu'à la buvette ; les différences dues à l'influence de la lumière ont été insignifiantes et parfois en sens opposé. »

Ces expériences corroborent celles qui ont été faites par M. Filhol et M. J. Lefort.

Des analyses comparatives, faites sur les eaux transportées des autres stations, ont prouvé qu'elles subissent une désulfuration double de celle de La Raillère.

Les indications de l'eau de La Raillère transportée sont les mêmes que celles qui la font prescrire à la source même. Depuis quelques années, cette exportation a pris une immense étendue, qui tend chaque jour à s'accroître.

X.

Mode d'emploi de l'eau de La Raillère transportée.

Les eaux de Cauterets sont toutes exportées en bouteilles d'un litre, de trois-quarts de litre, de demi-litres et de quarts de litre.

Quand on veut boire l'eau chaude, comme à Cauterets, on plonge la bouteille dans un vase plein d'eau ordinaire et l'on chauffe doucement, afin d'éviter le bris du verre ; il est même bon, pour ne pas s'exposer à cet inconvénient, de mettre entre le fond du vase et la bouteille un disque de feutre ou un linge grossier, qui empêche la transmission brusque de la température du feu sur un point limité de la bouteille, action locale qui, à cause du peu de conductibilité du verre, amène sa rupture par défaut d'équilibre dans sa dilatation.

On cherche à atteindre la chaleur que présente l'eau telle qu'elle émerge de la source, c'est-à-dire 37 degrés centigrades pour La Raillère. Le thermomètre est le meilleur *criterium* ; mais, comme tout le monde n'a pas chez soi cet instrument, on peut attendre que le niveau du liquide remonte jusqu'au contact avec le bouchon, situation qu'il avait lors de l'em-

bouteillage ; on peut aussi, sans attendre si longtemps, se rendre compte de la chaleur de l'eau avec
la main et retirer la bouteille, lorsqu'on trouve que
le bain-marie donne une impression de chaleur sans
causer une sensation vive.

Quoi qu'il en soit, on retire la bouteille et, si on
veut prendre l'eau pure, on peut la boire au goulot,
ce qui est le meilleur moyen de lui conserver toute sa
valeur. Si on préfère la couper avec du lait ou de la
tisane, on est alors obligé de la verser dans ce breu-
vage accessoire tiédi ; cela vaut mieux que de verser
du lait froid ou de la tisane froide dans l'eau minérale chaude, parce que ce mélange présente alors une
température générale insuffisante. En général, nous
préférons administrer l'eau toute pure, les prétendus
adjuvants en question ne servant qu'à masquer son
action et l'empêchant de produire au même degré
ses effets détersifs sur la muqueuse de l'estomac.

Quand le malade devra en prendre matin et soir,
il devra employer des fûts différents, parce que le
liquide d'une bouteille débouchée et entamée perd
presque toute sa force sulfureuse. Il faudra donc
se procurer des bouteilles de moyenne dimension
pour répondre à cette nécessité. Les doses seront à
peu près celles qu'on prescrit à la source.

A Cauterets ou à domicile, le malade qui boit l'eau
à sa température native doit l'ingérer le matin à

jeun, une heure avant son déjeuner, et le soir à un moment coïncidant avec la digestion complète de ce repas et précédant le dîner d'environ une heure. Si nous recommandons ces précautions, qui tendent à faire boire l'eau minérale chaude lorsque l'estomac est vide, c'est pour que les malades jouissent du bénéfice le plus complet de son action thérapeutique. Nous croyons donc personnellement être logique en défendant presque toujours de la mêler à du lait ou à de la tisane ; d'ailleurs, après avoir expérimenté sur nous-même, nous avons constaté que l'estomac reste occupé assez longtemps à digérer ce mélange et que l'une des qualités les plus précieuses de La Raillère, sa qualité apéritive, est presque tout à fait neutralisée.

DEUXIÈME PARTIE

APPLICATIONS THÉRAPEUTIQUES

Nous allons maintenant étudier les applications thérapeutiques de l'eau de La Raillère. Nous aurons soin, à propos de chaque maladie dont nous parlerons, de dire si cette eau est indiquée seule, si elle est indiquée comme moyen principal de traitement, conjointement avec l'eau d'autres sources considérées comme accessoires ; enfin si elle est indiquée comme agent accessoire, les autres étant prescrites comme agents principaux.

XI.

Affections catarrhales en général.

S'il est un genre de maladies dans lesquelles l'efficacité de l'eau de La Raillère soit incontestablement établie et consacrée par les faits les plus nombreux et les plus authentiques, c'est, sans contredit, celui des affections catarrhales caractérisées par une hypersécrétion de la muqueuse qui tapisse l'arbre respiratoire, avec fluxion humorale et asthénie fonctionnelle, sujette aux récidives et à un état aigu accidentel, existant simplement ou se rattachant à un état diathésique (rhumatismal, scrofuleux, herpétique, etc.).

C'est en agissant sur les produits de la sécrétion, qu'elle fluidifie et dont elle facilite ainsi l'expulsion, en imprimant aux divers appareils une activité plus grande par l'influence de la stimulation minéro-thermale sur les fonctions nutritives et plastiques ; c'est en exerçant sur la muqueuse une action spéciale, à la manière des baumes et des résines, que cette eau réussit si bien dans les catarrhes pulmonaires, dans les dyspnées nerveuses et dans l'asthme, dans les corysas chroniques, ulcéreux ou non, dans les laryngites, dans ce qu'on appelle la disposition aux rhumes, dans les bronchites, les laryngo-trachéites, avec ou sans granulations. Il faut seulement varier le mode d'application suivant les cas et les constitutions. Tantôt on associe la boisson et les gargarismes aux bains ou aux demi-bains, tantôt on prescrit la boisson seule. Quelquefois on a recours en même temps à l'eau de Mauhourat ou à l'eau de César en boisson ; il arrive aussi qu'on soit obligé de corroborer le traitement interne par les douches de César ou des Œufs ou au contraire de prescrire les bains faibles du Petit-St-Sauveur. Dans les formes sèches, disposées aux complications phlegmasiques, la boisson mitigée avec un sirop approprié et le humage sont particulièrement utiles.

Les stomatites, les angines chroniques, les pharyngites glanduleuses sont avantageusement traitées par l'eau de La Raillère en boisson, en gargarisme, en bains, secondée s'il est nécessaire par des cautérisations.

La goutte militaire, les uréthrites chroniques, le catarrhe vésical, la leuchorrhée vaginale, le catarrhe utérin se trouvent aussi très bien des eaux de La Raillère, aidées de celles du Petit-St-Sauveur, du Rocher, du Rieumiset et des Œufs, selon le cas particulier. La Raillère, le Rieumiset et Mauhourat conviennent surtout aux maladies des voies urinaires. Les spermatorrhées dépendant d'un état d'atonie générale sont utilement combattues par la boisson à La Raillère et les douches périnéales à l'établissement des Œufs ou du Rocher.

XII.

Bronchite chronique.

1re *Observation.* — Mlle G..., de Nantes, âgée, de 15 ans, nous arrive le 7 août 1872. N'a jamais eu d'hémoptysie ; croup, il y a six ans et demi, avec pseudo-membranes abondantes ; depuis cette époque, toux grasse, expectoration fréquente. Il y a 3 ans, bronchite aiguë, profonde, présentant du râle sous-crépitant dans toute la partie inférieure des poumons (lettre du médecin traitant) ; depuis cette époque, le catarrhe, passé à l'état chronique sur les gros tuyaux bronchiques, a persisté ; râles sibilants et souffle bronchique généralisés aux deux côtés de la poitrine ; voix retentissante, pas d'autres signes stéthoscopiques ; la percussion ne dénote qu'une légère obscurité générale. Expectoration très abondante, offrant l'aspect de muco-pus ; crachats circulaires et plats ; l'expectoration est tellement considérable que la malade en est épuisée et présente de l'essoufflement, de la dyspepsie, de la chloro-anémie allant jusqu'à l'œdème des membres inférieurs et de la face palmaire des mains. Les menstrues sont régulières mais très abondantes depuis un an ; le sommeil est bon.

Nous avons affaire ici à une trachéo-bronchite catarrhale chronique. L'indication qui s'offre est de faire boire de l'eau de La Raillère et aussi de l'eau de Mauhourat (à cause de la dyspepsie) ; nous faisons prendre quelques bains de pieds, puis des demi-bains suivis de bains entiers, ayant chacun une durée d'un quart d'heure ; de larges gargarismes apaisent l'irritation qui siége à l'entrée du tube aérien ; enfin nous ordonnons des pulvérisations au tambour pour faire inhaler à la malade la vapeur aqueuse, qui tient en quelque sorte lieu d'un cataplasme intérieur, facilite la sortie des crachats et ravive par une action substitutive la surface muqueuse de la trachée et des tuyaux bronchiques. Après un traitement de 25 jours, une amélioration très grande s'est manifestée : l'expectoration se réduit à quelques crachats muqueux, opaques, légèrement aérés sur les bords, il n'y a de la toux qu'au moment de leur expulsion, la respiration est encore un peu rude, mais il n'existe ni sifflements, ni bronchophonie, ni souffle. La malade part avec 40 bouteilles de La Raillère qu'elle boira en deux saisons complémentaires, en octobre et en décembre.

2me *Observation*. — 3 juillet 1870 : M. le lieutenant-colonel G..., de Gap, 53 ans. — En 1864, pneumonie double ; en 1870, bronchite catarrhale, suivie d'une saison à Cauterets. Obscurité des deux côtés, respiration soufflante, retentissement de la voix, râles sous-crépitants nombreux en bas, râles sibilants et ronflants en haut ; expectoration abondante, épaisse ; toux fréquente, interrompant le sommeil. Traces d'adhérence en arrière et en bas, du côté gauche.

Le malade boit de l'eau de La Raillère en commençant par des doses très faibles et allant progressivement jusqu'à deux verres par jour ; pédiluves, demi-bains de quinze minutes, suivis de bains entiers, gargarismes abondants ; recommandation de humer la vapeur qui se dégage du bain, ce qui est exécuté. Après une saison de vingt-cinq jours, le malade part avec quelques râles sous-crépitants très rares et disséminés.

Il revient le 3 août 1870. A ce moment, il présente de l'obscurité à la percussion ; l'auscultation ne révèle qu'un peu de dureté dans les grandes inspirations, avec quelques sifflements sous le sternum au niveau des troisième et quatrième côtes de chaque côté, et en arrière le long du bord spinal des omoplates. Crachats blanc-jaunâtres, aérés ; toux fréquente au réveil, nulle dans le jour. L'hiver a été bon, sauf une grippe (campagne de 1870-71).

Le malade boit de l'eau de La Raillère graduellement jusqu'à quatre verres par jour, prend des gargarismes longtemps gardés dans la gorge et quelques pédiluves à cause de la toux ; bains entiers de quarante minutes à La Raillère ; à la fin du séjour, huit grandes douches tempérées, de dix minutes, à jet brisé, aux Thermes de César. Ces douches ont stimulé et tonifié la peau, qui, de pâle et mate, est devenue plus colorée et plus ferme. Le malade part en bon état.

Il revient le 19 juin 1872, sans toux ni expectoration, mais avec un peu d'essoufflement tenant à l'anémie causée par des fatigues professionnelles. Eau de La Raillère et de Mauhourat, bains à La Raillère, puis bains stimulants aux Œufs, accompagnés de douches à pomme d'arrosoir.

Il se produit une forte éruption de prurigo au coude droit et sur le ventre, à droite de la ligne médiane. Le malade ne nous avait pas accusé d'état herpétique dans les divers interrogatoires que nous lui avions fait subir depuis deux ans ; sans cela, nous aurions eu recours dès la première saison aux douches et aux bains stimulants des Œufs. Quoi qu'il en soit, à partir de cette éruption, le malade se sent fort et alerte, il respire amplement.

Dans les intervalles de ses trois voyages à Cauterets, M. G... a pris à domicile de l'eau de La Raillère transportée.

XIII.

Pharyngite chronique ou angine glanduleuse.

Cette maladie, dont on voit tant de cas de guérison à Cauterets, mérite que nous lui donnions ici une place. Elle est tantôt essentiellement catarrhale, tantôt herpétique, tantôt de nature syphilitique ; tantôt elle coïncide avec la diathèse rhumatismale, tantôt elle est la conséquence de l'engouement pulmonaire ou de la phthisie.

« Ce ne sont pas des follicules, comme on le croit généralement, dit M. Sappey, mais des glandules en forme de grappes qui constituent l'appareil sécréteur des membranes muqueuses des voies digestives et aériennes. Il n'y a d'exception que pour les parties latérales et postérieure de la langue. Là on rencontre des follicules assez volumineux, dont les orifices sont visibles à l'œil nu et dont les parois sont constituées par deux membranes renfermant dans leur intervalle une couche de vésicules closes. Encore au fond de ces follicules viennent s'ouvrir des conduits excréteurs de glandes en grappes situées au-dessous d'eux, de telle sorte qu'ils semblent ne former qu'un renflement de ces conduits. Sur la partie postérieure de la voûte palatine et sur toute la face inférieure du voile du palais, les glandules en grappe forment plusieurs couches continues. Au niveau de ces petites dépressions, décrites par Albinus et qui, lorsqu'elles existent, se trouvent dans le voisinage de l'articulation palato-maxillaire, ces glandes, au lieu d'être confluentes, deviennent disséminées et ne tardent pas à disparaître. Elles se montrent en grand nombre dans cet appendice du pharynx qui est situé entre l'axis et l'atlas en arrière, l'apophyse basilaire en haut, la face supérieure du voile du palais inférieurement, l'ouverture postérieure des fosses nasales en avant, région qui a été décrite par M. Sappey sous le nom d'arrière-cavité des fosses nasales. A la partie supérieure du pharynx proprement dite, elles sont extrèmement nombreuses, se groupent en agglomération considérable au dehors et autour des trompes d'Eustachi ; plus bas, elles s'éparpillent et deviennent plus rares à mesure qu'on se rapproche de l'œsophage.

C'est surtout sur cet appareil sécréteur du pharynx que portent les manifestations pathologiques. D'abord, la sécrétion normale augmente ou diminue, sans être altérée dans sa qualité ; plus tard, si la pharyngite n'est pas soignée, le mucus devient plus épais, il prend une nature muco-purulente. Pour le rejeter, il faut des efforts d'expuition assez marqués, et l'on crache des matières semblables à des globules amidonnés ou gommeux. D'autres fois la sécrétion est tarie, il existe une rougeur et une sécheresse considérables du pharynx qui forcent le malade à faire des mouvements de déglutition, c'est-à-dire à imprégner de salive la muqueuse altérée.

Celle-ci présente des élevures grosses comme des graines de millet, qui, plus tard, se conglomèrent et

forment des mamelons saillants et même de véritables amas ayant l'aspect d'une petite fraise ; il arrive
d'autres fois, au contraire, qu'on ne voit pas de saillies,
mais que la muqueuse est uniformément tuméfiée et
parsemée d'un réseau veineux très apparent.

La forme glanduleuse correspond généralement à
l'herpétisme, à la phthisie ; la forme sèche correspond plutôt à la diathèse rhumatismale et à des
affections gastriques ; la forme hypertrophyque gé-
néralisée est le plus souvent liée à l'usage immodéré
du tabac et des liqueurs fortes, elle est souvent
aussi de nature syphilitique, ou elle résulte d'une
angine catarrhale.

Le traitement thermal est naturellement variable,
selon les cas. La douche pharyngienne à grosses
divisions, à César, convient mieux à la forme géné-
ralisée, qui exige en même temps des cautérisations
très légères avec des solutions au nitrate d'argent
ainsi que des gargarismes minéraux, des pédiluves
et des douches de totalité. La forme glanduleuse, au
contraire, nécessite des pulvérisations plus fines,
des attouchements avec la teinture d'iode et autres
caustiques, localisés à chaque grappe et accompagnés de bains généraux. La forme sèche se trouve
mieux des gargarismes à La Raillère, des larges aspirations par la bouche pendant qu'on est au bain, de
gargarismes médicamenteux lénitifs ou narcotiques.

Les eaux de La Raillère le matin et de César le soir conviennent en boisson à l'angine herpétique, à celle qui provient de l'abus du tabac ou d'une angine catarrhale aiguë ; La Raillère associée à Mauhourat convient aux angines rhumatismales ou tenant à des affections gastriques ; La Raillère doit être bue toute seule lorsque l'angine est liée à un état de phthisie confirmée. César et Mauhourat sont plutôt indiquées dans les angines syphilitiques.

C'est par centaines que nous voyons chaque année à Cauterets les diverses formes de la pharyngite chronique ; il est donc inutile de citer ici des observations particulières.

XIV.

Maladies du larynx.

Laryngite catarrhale chronique. — Cette forme de laryngite, qu'il ne faut pas confondre avec la laryngite glanduleuse, chronique d'emblée, est toujours la conséquence de la laryngite catarrhale aiguë. Ce genre de maladie est dû aux brusques changements de température, à l'aspiration de vapeurs, de fumées irritantes ou de poussières ; il est souvent sous la dépendance des diathèses rhumatismale, tuberculeuse, scrofuleuse, syphilitique, qui agissent alors

comme causes prédisposantes, et nous ferons remarquer qu'il ne s'agit pas ici de laryngites spéci-
fiques, dont nous parlerons plus loin. Les fièvres éruptives provoquent souvent la forme dont
nous parlons.

La Raillère en boisson à hautes doses, les demi-
bains suivis de bains avec humage par la bouche,
les pédiluves à César, les douches à fin arrosoir appliquées avec à propos sur la surface externe du
larynx et les larges gargarismes sont ici parfaitement indiqués comme traitement. S'il y a lieu, on
fait quelques légères cautérisations.

Périchondrite et chondrite du larynx. — Cette
maladie, caractérisée par l'inflammation du tissu
fibreux et cartilagineux du larynx, amène à sa suite
des abcès qui prennent naissance entre les cartilages
et leurs enveloppes. Ces abcès s'ouvrent, soit dans
le larynx, soit dans le pharynx, soit en dehors, en
laissant des trajets fistuleux. En dehors du traitement actif, qui doit faire face à la maladie quand
elle est à l'état aigu, il est bon d'exercer une médication ultérieure hydro-minérale, qui puisse réveiller la vitalité dans les cartilages alors nécrosés
et fermer les trajets fistuleux. L'eau de La Raillère
est dans ce cas très bien indiquée en injections et
en gargarismes abondants.

Quant à la boisson, La Raillère doit être prescrite seule, quand cet état local tient à la phthisie, et associée à Pauze-Vieux ou à César dans le cas de syphilis ou dans les cas chirurgicaux. Les grandes douches de César et des Œufs doivent aussi être mises à profit dans ce dernier cas.

Laryngite glanduleuse. — Les glandules en grappe, dont nous avons parlé à l'article pharyngite glanduleuse, sont ainsi réparties sur les diverses portions de l'appareil vocal : à l'épiglotte, elles sont logées dans les petits trous que présente le fibro-cartilage épiglottique ; sur la face postérieure du cartilage cricoïde, elles forment un agrégat assez volumineux ; au-devant des aryténoïdes, elles se réunissent pour constituer les glandes de ce nom en deux cordons, courbés à angle droit, représentant des espèces de L. D'après les recherches de M. Sappey, cet appareil glanduleux se trouve très développé sous la membrane muqueuse qui tapisse les ventricules.

L'affection qui siége sur cet appareil excréteur a été nommée par M. Krishaber angine glanduleuse ou angine chronique primitive. « Elle est glanduleuse, d'abord parce que l'inflammation, tout en intéressant la trame de la membrane muqueuse en partie ou en totalité, affecte particulièrement les glandes en grappes de cette muqueuse, ensuite parce que cette lésion peut ne point s'étendre ou s'étendre en vérité très peu au delà des glandules ; elle est primitive, parce qu'elle survient dans des conditions déterminées qui produisent la suractivité de ces glandules et leur inflammation à la suite, et aussi parce que ce processus morbide a une cause première et constante, qui peut être différente dans sa nature mais identique dans son effet, lequel est toujours d'irriter les glandules de la muqueuse et d'en provoquer finalement les lésions caractéristiques. »

Cette maladie locale est excessivement répandue ; elle dépend surtout de l'abus de la parole ou du chant. Le passage fréquent de l'air extérieur détermine la sécheresse des muqueuses ; les glandules sécrètent plus abondamment pour faire cesser cette sécheresse, et ce travail continuel cause les hypertrophies. En dehors de cet acte physiologique intrinsèque des glandules, il existe une action mécanique produite par les mouvements propres et multiples du larynx, mouvements pendant lesquels la muqueuse se trouve allongée, comprimée, mise en vibration, en un mot influencée par le mécanisme même de la fonction ; or, c'est justement la portion qui a la plus grande part à la phonation qui est la plus riche en glandules, et c'est justement aussi cette portion qui est le plus souvent malade : nous voulons parler des cartilages aryténoïdes.

Le tabac, les alcools, les aliments épicés, etc., agissent directement sur la muqueuse.

La diathèse herpétique détermine aussi la laryngite glanduleuse, mais c'est plutôt à la suite de
l'angine glanduleuse et par continuité que par poussée
directe.

Le traitement de cette laryngite exige plusieurs
mois de soins attentifs, après lesquels une saison
de trente jours à Cauterets, accompagnée ou non
des mêmes soins spéciaux, offre un avantage incon-
testable. L'eau doit être administrée en boisson à
des doses assez fortes, afin qu'elle puisse agir sur
tout l'arbre aérien à la façon des baumes et des
résines par une action substitutive ; on doit aussi la
prescrire en gargarismes et en douches épiglottiques.
C'est surtout dans ce cas que les pédiluves chauds,
les grandes douches sur la surface cutanée et les révulsifs sur la peau qui couvre le larynx et le haut de la
poitrine produisent des effets sérieux ; et ce n'est
pas trop de tant de moyens pour combattre une
affection aussi tenace.

Les cas de laryngite chronique essentielle ou spécifique qui se présentent, chaque saison, aux médecins de Cauterets sont innombrables ; aussi pensons-
nous qu'il est inutile de citer des cas particuliers.

Les observations que nous avons faites quant au
traitement de l'angine glanduleuse peuvent s'appliquer à celui de la laryngite dont nous parlons.

Laryngite tuberculeuse. — La laryngite chronique

tuberculeuse présente ceci de remarquable que les glandules muqueuses sont d'emblée le siége d'un processus inflammatoire destructif, à la suite duquel il se produit des ulcérations plus ou moins profondes et la désorganisation graduelle de l'appareil vocal. L'aphonie est l'expression des lésions siégeant sur les cordes vocales et les cartilages aryténoïdes ; la difficulté de l'expuition indique que le travail morbide se passe sur les replis aryténo-épiglottiques ; la dysphagie indique que l'épiglotte est malade ; le rétrécissement et les infiltrations générales du larynx produisent l'asphyxie.

Comme on le sait, cette forme de laryngite précède quelquefois les accidents pulmonaires, tandis que d'autres fois elle les suit ou les accompagne.

En dehors du traitement chirurgical, qui consiste dans des cautérisations localisées sur différents points de la muqueuse, en applications fortement narcotiques, en cautères, etc., il convient d'avoir recours à la médication thermale sulfureuse, générale et locale à la fois.

L'eau de La Raillère est seule prescrite en boisson ; on peut cependant lui associer un peu d'eau de Mauhourat, quand il n'y a pas d'appétit ou lorsque le malade trouve la première un peu lourde.

Parmi un certain nombre d'observations que

nous avons recueillies, nous relaterons les deux suivantes :

1ʳᵉ *Observation*. — 8 juillet 1871 : Mˡˡᵉ D..., de Dompierre (Moselle), 47 ans ; bronchite aiguë en 1859. Depuis cette date, quatre saisons à Cauterets ; hémoptysies en 1863 — submatité des deux côtés avec murmure respiratoire affaibli, expiration prolongée, quelques craquements secs, ténus et disséminés ; expectoration rare, toux sèche ; muqueuse du larynx rouge et épaissie, particulièrement sur les cartilages aryténoïdes où il y a des points d'érosion; aphonie complète. Signes de ménopause ; règles deux fois depuis janvier, pesanteur lombaire, douleur au niveau de l'ovaire gauche. Le sommeil est mauvais.

Le traitement est commencé le 8 juillet : un quart de verre à La Raillère en boisson, suivi de deux verres en gargarismes longtemps gardés ; le soir, gargarismes avec un verre à César. La malade produit quelques sons rauques. Défense de parler en dehors de la consultation.

Le 12, une légère cautérisation au nitrate d'argent. Un demi-verre de Raillère en boisson, avec deux verres de gargarismes ; bain de quarante minutes à la même source ; demi-verre de Mauhourat en boisson à la sortie du bain ; le soir, douche pulvérisée fine sur l'appareil vocal pendant demi-heure. La voix se refait, il y a articulation de mots complets ; même défense de parler hors de notre présence.

Du 16 au 20, même traitement, la voix est soutenue ; vers le 25, il se manifeste un peu d'irritation pharyngienne à la suite des douches. Alors elles ne sont plus mises en usage ; la boisson est diminuée, les gargarismes matin et soir et le bain le matin sont maintenus. Le 30, plus de traces d'irritation. Nous augmentons la boisson (verre de Raillère et de Mauhourat), tout en maintenant le bain et les gargarismes. La voix se maintient bien articulée, posée, avec le timbre normal d'autrefois. La malade dort, elle ne tousse plus, elle mange avec appétit. La muqueuse aérienne est rose et ne présente plus d'érosions ; la submatité a diminué et le murmure vésiculaire est plus sensible à l'oreille.

2ᵐᵉ *Observation.* — Le 5 juillet 1872 : Mme W..., de Strasbourg, 34 ans. Eczéma à la tête dans l'enfance, guérie par les arsénicaux. En 1860, extinction complète de la voix ; en mai 1869, bronchite catarrhale ; en octobre de la même année, pleurésie à droite ; deux saisons aux Eaux-Bonnes ; en 1871, aphonie presque complète, très tenace. Saison à Cauterets, respiration normale à gauche, matité à droite, accompagnée de craquements humides et de retentissement de la voix ; expectoration épaisse et jaune ; granulations pharyngiennes, rougeur et épaississement de la muqueuse aérienne dans tout l'appareil vocal et sur l'épiglotte, point ulcéreux sur l'aryténoïde droit, voix tantôt assez claire, tantôt rauque, allant parfois jusqu'à l'aphonie ; appétit bon, sommeil passable, règles normales.

Le 10 juillet, la malade fait une première saison de vingt-quatre jours. Elle boit un quart de verre et prend deux verres de gargarisme à La Raillère, plus un bain de demi-heure, les dix premières minutes en demi-bain et les vingt autres en bain complet.; le soir, bain de pieds à eau courante de trois minutes à César.

Le 14, même traitement ; la boisson est augmentée d'un quart de verre à Mauhourat, le matin, et d'une douche pulvérisée fine sur l'appareil vocal pendant vingt minutes, le soir.

Le 18, demi-verre en boisson à La Raillère et à Mauhourat, mêmes gargarismes, bain entier d'emblée, à 35°, suspension de la douche pulvérisée, à cause d'une excitation locale manifeste.

Le 22, trois quarts de verre en boisson à La Raillère et à Mauhourat, bain de quarante minutes, à 35° ; pédiluves suspendus, à cause de la disparition de l'excitation pharyngo-laryngée — ce traitement va jusqu'au 2 août.

Pendant ce temps, la voix s'est affermie, les phénomènes locaux du larynx se sont améliorés.

Mme W... va se reposer huit jours à Argelès et revient à Cauterets, où elle reste une douzaine de jours pour achever son traitement, qui consiste à boire un verre à La Raillère et à Mauhourat, à prendre deux verres de gargarismes à la première de ces sources et un pédiluve de quatre minutes à eau courante. Le soir, demi-bain de quinze minutes aux Œufs, suivi d'un bain entier de même durée.

Nous avons dû employer trois gargarismes iodés pour nous rendre maître des granulations pharyngiennes ; au départ, excellent état des voies respiratoires, disparition des phénomènes inflammatoires dans tout le côté gauche et dans le larynx ; la voix a un bon timbre.

Depuis, cette personne n'est pas revenue à Cauterets. Nous avons appris qu'elle avait été reprise d'accidents dans le côté droit de la poitrine, mais n'avait rien présenté de particulier au larynx.

XV.

Phthisie pulmonaire, carreau.

La curabilité de la phthisie pulmonaire a été souvent mise en doute. Des exemples de guérison avaient été cependant rapportés par les auteurs les plus recommandables, mais ne pouvant s'appuyer sur les signes précieux acquis depuis par la percussion et l'auscultation, ces cas de güérison étaient considérés par quelques-uns comme devant appartenir à d'autres affections chroniques et profondes du poumon qui laissent encore des chances de guérir. Les observations recueillies par la science et les faits plus récents rapportés par MM. Andral, Rogée, Boudet, Hughes Bennett et tant d'autres médecins, prouvent que la phthisie, loin d'être une maladie fatalement mortelle, peut se terminer d'une manière favorable, à une époque assez avancée de son cours, comme l'attestent les cicatrices et les concrétions qu'ils ont trouvées. MM. Hirtz et Fournet pensent, au contraire, que le moment le plus propice est le début.

Les exemples de terminaisons heureuses se sont accrus dans ces dernières années par l'application de nouveaux moyens de traitement. On s'accorde donc assez généralement aujourd'hui à admettre que, quoique ayant à son début de la tendance à faire des progrès, le tubercule peut être fréquemment maintenu à l'état stationnaire et quelquefois complètement arrêté, ou que, lorsqu'il est transformé et que ses produits ont été éliminés, la nature convenablement secondée peut réussir à réparer les désordres causés par sa présence.

Expliquons maintenant la part que les eaux sulfureuses peuvent avoir dans ces résultats heureux.

Quelques-uns disent que, par elles, la guérison est la règle, l'insuccès l'exception. Cette proposition est tout à fait fausse. Etablissons d'abord un fait certain, c'est que le tubercule n'est pas résorbé, que par suite les eaux n'agissent pas sur lui comme modificateur spécifique, que même il n'existe aucun médicament qui se comporte à son endroit comme la quinine vis-à-vis des fièvres intermittentes, ou comme le mercure dans les cas de syphilis. Ce qui nous paraît bien justifié par une observation raisonnée et non par une appréciation systématique, c'est que les eaux sulfureuses, en immobilisant le tubercule, améliorent souvent ou modifient profondément les conditions organiques qui préparent et activent l'évolution tuberculeuse, qu'elles guérissent quelquefois en rendant ce temps d'arrêt définitif, ou en concourant au travail propre à effectuer la cicatrisation quand le tubercule est éliminé. Ces propriétés ne sauraient être contestées à l'eau de La Raillère, des exemples de leur efficacité sont enregistrés chaque année, et la fréquentation croissante de cette source atteste ses précieux effets.

Quelques distinctions sont toutefois nécessaires. Elles sont relatives aux diverses formes de la maladie, aux modifications imprimées à sa marche par le tempérament et la constitution du malade, au degré auquel elle est parvenue.

La Raillère est éminemment utile dans la première période de l'affection, alors que le tubercule est à l'état cru, quand les sujets atteints sont dans les conditions anémiques qui accompagnent si souvent l'existence de la matière morbide ou en favorisent la production et les transformations. C'est en réveillant dans une mesure convenable l'activité languissante de toutes les fonctions, par son action directe sur la nutrition, par son action réflexe sur les !sécrétions urinaires et cutanée, qu'elle signale son utilité dans ces circonstances. Par une meilleure élaboration des sucs réparateurs, une émonction plus parfaite, l'accomplissement plus facile et plus régulier de la locomotion, de la menstruation, etc., elle détourne des poumons les mouvements fluxionnaires et favorise l'état stationnaire, l'immobilisation du tubercule. A *fortiori*, convient-elles aux sujets placés dans ces mauvaises conditions constitutionnelles, avant que le tubercule ait manifesté sa présence, quand on ne fait que la soupçonner ou la redouter par les apparences et les antécédents héréditaires.

A une époque plus avancée, on peut encore avantageusement recourir à cette eau, quand la maladie existe chez un sujet mou, lymphatique, peu excitable, et s'accompagne de fluxions catarrhales abondantes, d'amaigrissement, de faiblesse, de troubles digestifs,

de sueurs. Par ses effets généraux et par son action
élective sur le tissu pulmonaire et la muqueuse des
bronches, elle produit un effet hypercrinique, souvent un flux critique, qui paraît débarrasser l'organisme de la surcharge humorale ; les téguments et
la muqueuse pulmonaire éprouvent une activité fonctionnelle qui donne lieu à une dépuration favorable ;
l'innervation acquiert une force de résistance qui
domine l'impressionnabilité de la peau. Celle-ci,
raffermie contre les influences atmosphériques, exerce
une émonction continue et prévient ainsi les fluxions
internes, qui n'y suppléent qu'avec danger. Enfin,
par son action spécifique, l'agent hydro-sulfureux
détermine la résolution des produits phlegmasiques
qui enveloppent la masse tuberculeuse et fait qu'il ne
reste plus dans les poumons, ainsi que l'attestent
les signes stéthoscopiques recueillis alors, que des
tubercules disséminés, rendus immobiles ou bien
passés à l'état crétacé, dès lors compatibles avec les
exigences de la santé ; ou bien encore, ces tubercules
sont ramollis, lentement évacués et les excavations
qui en résultent se cicatrisent ou se comblent.

Ces heureux résultats sont, plus fréquemment
qu'on ne pense, obtenus par l'usage de La Raillère,
sagement et attentivement administrée, mais c'est
à la condition qu'on n'ait pas attendu, pour les y
conduire, que les malades soient dans un état de

marasme, de colliquation et de fièvre hectique. La même observation s'applique aux cas de phthisie qui atteignent les individus sanguins et qui se manifestent par des hémoptysies fréquentes et abondantes : il ne faut pas attendre que ces accidents deviennent fréquents et sérieux.

La Raillère peut encore être très utile à la tuberculisation propre à certaines constitutions délicates et nerveuses, espèce que caractérisent une toux sèche, une irritation habituelle, une exhalation sanguine peu fréquente ; seulement elle commande alors dans son emploi la plus grande prudence et les plus grands ménagements. On conçoit combien facilement une dose un peu trop forte ou prise en temps inopportun peut provoquer la congestion pulmonaire, habituelle ou imminente, et l'hémorrhagie qui en est la conséquence ; tandis qu'une dose faible, encore mitigée par l'addition du lait, d'une boisson adoucissante, secondée par l'action dérivative des demi-bains, des bains de jambes et même de douches tempérées à jet bien brisé, peut détourner les mouvements fluxionnaires en les portant à la peau, régulariser l'innervation et augmenter la résistance de tout l'organisme.

Cette forme se rencontre assez fréquemment à Cauterets, et nous sommes assez heureux pour voir les personnes qui la présentent, supporter presque toujours leur traitement sans accidents, ce qui dépend à la fois des précautions et des modes employés dans l'administration de La Raillère, de la proportion de principes sulfureux qu'elle renferme, de la quantité de substances alcalines et de matière organique qui y sont contenues. C'est à cette forme que G. Astrié conseillait d'appliquer surtout le mode inhalatoire.

La tuberculisation pulmonaire se trouve fréquemment liée à la diathèse herpétique, dont les manifestations, contrariées par une disposition organique ou des conditions hygiéniques particulières, n'ont pu se produire à l'extérieur. M. le docteur Barret, qui a écrit un livre d'une grande valeur sur les besoins morbides de l'organisme, a constaté que, dans les familles où la tuberculose et l'herpétisme sont héréditaires, les enfants qui présentent des manifestations de celui-ci échappent à celle-là. On comprend combien les eaux sulfureuses peuvent être utiles en pareil cas, surtout employées de bonne heure, par l'activité qu'elles impriment à la peau et les poussées qu'elles y déterminent ; on doit *à fortiori* recommander aux malades de cette catégorie d'éviter la rétrocession de leurs dartres quand elles se manifestent, parce que cette rétrocession pourrait leur être fatale en produisant une crise aiguë du côté des poumons.

Quoi qu'il en soit, on ne doit pas, nous l'avons déjà dit ailleurs, agir avec vigueur et comme de vive force : il faut être très circonspect et laisser l'organisme bénéficier de soins appliqués avec méthode avant de recommencer un autre traitement hydro-minéral ; quelquefois, en redoublant une saison mal à propos, on défait tout ce qu'on a obtenu et même l'on précipite la fonte tuberculeuse, sans espoir de l'arrêter dans sa marche.

Puisque nous venons de parler de la tuberculose pulmonaire, qu'il nous soit permis de dire un mot à propos des tubercules affectant les ganglions mésentériques, c'est-à-dire du carreau. On sait que cette affection se développe sous l'influence de la tuberculisation générale, qu'elle n'offre pas par elle-même de grands dangers et que les malades succombent ordinairement sous le progrès des tubercules pulmonaires.

Nous avons eu occasion, plusieurs fois, de traiter à Cauterets des enfants atteints des formes pulmonaire et mésentérique à la fois ; nous avons constaté dans un seul cas une diminution notable de l'abdomen. Cette diminution provenait sans doute de ce que le traitement général, en améliorant les conditions générales de la nutrition et en facilitant spécialement la circulation des systèmes veineux et lymphatique de l'abdomen, avait amené la résorption de liquides épanchés dans le péritoine. En même temps, d'ailleurs, les phénomènes stéthoscopiques dénotaient une amélioration sérieuse du côté des voies respiratoires.

Nous devons à la vérité de dire que nous n'avions voulu rien faire de spécial en vue des tubercules mésentériques, d'abord parce que c'est une affection incurable, et aussi parce que, même si nous avions admis sa curabilité, nous aurions craint de provoquer le ramollissement de quelques tubercules par un traitement spécial direct; or, on sait que Rilliet et Barthez ont signalé un cas dans lequel un ganglion tuberculeux, spontanément ramolli, avait déterminé la perforation de l'intestin, dans lequel il s'est vidé, et que le malade est mort de cet accident.

1re *Observation*. — 6 juillet 1870 : M. E..., d'Archaingeay (Charente-Inférieure), officier en retraite, 68 ans. A l'âge de 30 ans, maladie de poitrine (?) non déterminée; depuis ce temps, susceptibilité aux rhumes. En 1869, forte bronchite catarrhale, dont il reste des manifestations chroniques du côté droit; au commencement de 1870, deux mois avant l'arrivée à Cauterets, hémoptysie.

A son arrivée, le malade se traite seul pendant huit jours et boit d'emblée plusieurs verres d'eau par jour : il éprouve une forte douleur sous-sternale et sous-claviculaire à droite, voit du sang dans ses crachats et vient alors nous consulter. Nous constatons : matité dans la partie supérieure droite de la poitrine, avec résonnance de la voix, râle sous-crépitant moyen, toux fréquente, crachats épais, non aérés, jaunes, sueurs nocturnes, dyspepsie, teint terreux.

Nous lui faisons prendre un repos de deux jours, avec pédiluve le soir, à César, et pommade d'Autenrieth sur le haut du thorax. Il reprend son traitement par un demi-verre d'eau à La Raillère, y ajoute deux jours après un verre de Mauhourat, pousse plus tard jusqu'à un verre et demi à chaque source et termine sa saison en redescendant à un verre en tout par 24 heures. En même temps, il prend des gargarismes, continue de prendre un pédiluve de 4 à 5 minutes tous les soirs à César ; tous les matins, il prend un bain au Rocher dans les premiers jours, parce qu'il est assez excitable, et à La Raillère les jours suivants, quand il s'est accoutumé à prendre les premiers. Après vingt-cinq jours de traitement, il part avec des crachats muqueux, aérés (excepté ceux du matin), il tousse très peu, mange bien et dort bien.

L'hiver, il fait une saison complémentaire de vingt jours avec un verre de Raillère transportée, tous les matins.

Retour du malade, le 2 juillet 1871. Il ne présente plus que les signes suivants : obscurité à la percussion, ni râles, ni craquements, murmure respiratoire un peu rude, résonnance faible de la voix ; appétit bon, sommeil très bon, embonpoint, plus de sueurs nocturnes.

Pour ne pas provoquer de molimen, nous lui faisons suivre un traitement plus faible que l'année précédente ; la dose maxima ne dépasse pas deux verres, auxquels il arrive graduellement ; il use de gargarismes, prend le matin un demi-bain de quinze minutes suivi d'une immersion complète de même durée, le soir un pédiluve de cinq minutes. Il part dans l'état où il était arrivé pour ce qui regarde la poitrine, mais avec une augmentation de forces. Nous lui conseillons de ne plus boire d'eau transportée et de ne plus revenir, à moins d'indication nouvelle.

Depuis, nous avons entendu parler de cet officier ; il se porte toujours bien, mais quand il marche vite, il est facilement essoufflé et sent un poids sous la clavicule droite, point dans lequel nous avions constaté aux deux voyages une dépression bien apparente.

Dans ce cas, les tubercules, limités au sommet du poumon et probablement disséminés, ont causé l'hémoptysie et produit une expectoration qui les a expulsés ; en même temps, le mouvement congestif qui accompagnait cette évolution s'est dissipé ; il reste sans doute d'autres tubercules crus dans le voisinage des anciens, mais ils sont dans le *statu quo* et le produit n'a pas pullulé de proche en proche vers la base du poumon, puisque la sonorité est normale dans cette région.

2ᵉ *Observation*. — 13 juillet 1870 : M. R..., de Bordeaux, 21 ans ; profession exigeant de la fatigue musculaire. Forte bronchite cet hiver ; depuis, toujours malade ; petite hémoptysie, il y a quelques semaines. — A l'arrivée, toux fréquente, crachats purulents, épais et abondants, submatité au sommet droit jusqu'au troisième espace intercostal, souffle bronchique, bronchophonie prononcée, râle cavernuleux ; sommeil agité, appétit capricieux. Un peu de mentagre près de la lèvre inférieure.

Ce malade commence par boire un quart de verre à La Raillère et à Mauhourat et monte graduellement jusqu'à trois quarts de verre à chaque source, il se baigne la gorge avec deux verres de Raillère tous les matins et prend aussi un bain ; comme il est irritable, il se baigne d'abord au Petit-St-Sauveur, puis il passe à La Raillère ; tous les soirs, il prend un pédiluve de cinq minutes.

Avec ce simple traitement, il récupère ses forces, les signes stéthoscopiques s'amendent ; le sommeil et l'appétit sont meilleurs. Nous conseillons l'usage d'un verre d'eau transportée de La Raillère tous les matins pendant vingt jours, en octobre, et l'abstention pour la saison de 1871.

Nous n'avions pas revu notre malade depuis juillet 1870 ; il avait servi pendant la guerre après les soins que nous lui avions donnés, lorsqu'il nous revint le 30 juillet 1872. Il avait eu une bronchite catarrhale des gros tuyaux pendant la campagne, bronchite qui avait eu une heureuse issue. Son état général est meilleur qu'autrefois, il est très-musclé, mange bien et dort bien ; mais sa profession de boulanger le fatigue.

Le côté malade présente les signes suivants : obscurité à la percussion, rudesse respiratoire, quelques craquements secs, rares au milieu du poumon, très rares dans le sommet, enrouement, expectoration très peu abondante, blanche, épaisse le matin ; pas d'hémoptysie depuis 1870.

Nous ferons remarquer que le travail cicatriciel s'est opéré dans les cavernules et que les tubercules restant dans le sommet commencent, ainsi que ceux du milieu du poumon, à suivre l'évolution qui les mène vers la fonte. Nous faisons suivre au malade un traitement semblable à celui de 1870, et, au bout de vingt jours, il part en très bon état, ne crachant plus du tout et très vigoureux. Il n'en reste pas moins de l'obscurité au sommet du poumon, mais le travail d'évolution est enrayé. Sur notre conseil, le malade ne vient pas à Cauterets en 1873 ; mais, fatigué, il retourne le 28 juillet 1874. Pas d'hémoptysie depuis 1870. Sueurs nocturnes, anhélation, le malade se sent fatigué par sa profession de boulanger, qu'il continue malgré notre avis ; il mange avec appétit et dort bien. Enrouement assez prononcé, gêne pour respirer localisée au larynx, crachats muqueux, épais, peu abondants. Douleur dans le bas du côté droit, plus prononcée vers le milieu du poumon ; craquements secs en bas, humides au milieu. Granulations pharyngiennes, la muqueuse laryngienne est un peu rouge et épaissie de chaque côté des cordes vocales.

Voit encore des poussées de mentagre de temps en temps.

Traitement : du 28 juillet au 2 août, le malade boit un demi-verre de Raillère et de César et prend un pédiluve le soir. Du 2 au 7 août, même boisson, le pédiluve est remplacé par une douche tempérée à jet brisé, aux Œufs. Du 7 au 11, même boisson, même douche prise à César, pédiluve le soir. Du 11 au départ, il boit en plus un demi-verre à Mauhourat, prend le matin un bain aux Œufs à la place de sa douche, pédiluve le soir. Pendant tout le temps, liqueur de Fowler, graduellement jusqu'à 8 gouttes par jour, de l'arrivée au 11 août, il redescend graduellement à 5 gouttes, à partir de cette date. Au départ, plus de craquements humides, plus d'expectoration, voix meilleure, sueurs disparues, forces retrouvées ; encore deux ou trois points à craquements secs dans le bas du côté, mais plus de douleur en ce point. Le larynx est dans un meilleur état et la voix plus claire. La mentagre, qui ne paraissait pas à l'arrivée, ne s'est pas présentée. Conseil de revenir en 1875, de continuer le traitement arsenical sous la direction de son médecin, et de faire une saison complémentaire avec l'eau de **La Raillère** transportée vers le mois d'octobre.

Cet hiver, ce malade nous a donné de ses nouvelles, qui sont satisfaisantes ; il est décidé à quitter son métier.

Ainsi donc, voilà une tuberculose qui suit sa marche de haut en bas et ses évolutions successives, depuis un assez grand nombre d'années. En 1870, cavernules du sommet qui se cicatrisent ; en 1872, craquements secs au milieu, le travail est interrompu pendant un an et reprend dans l'hiver de 1873-74 ; en 1874, craquements humides au milieu et craquements secs en bas ; après le traitement, amélioration évidente, état général meilleur.

En 1874, le traitement est d'abord très discret ; puis, afin de faire cesser les sueurs, nous prescrivons des douches très modérées sous le rapport de la température, de la pression et du mode de percussion. Les pédiluves et le jet fort et chaud sur les pieds, prescrit à la fin de la douche, produisent une puissante dérivation ; le traitement arsenical et l'eau en boisson agissent sur l'économie et sur l'arbre respiratoire.

Nous attendons notre malade au mois de juillet ; les nouvelles de cet hiver sont très bonnes, il ne tousse ni ne crache. Si la tuberculose, abandonnée à elle-même, peut mettre un grand nombre d'années à opérer ses évolutions, on ne peut pas dire cependant que, dans ce cas, le traitement n'ait pas contribué à enrayer sa marche.

3e *Observation.* — 6 août 1871 : M. G..., de Surgères (Charente-Inférieure), 36 ans. A eu deux fois la fièvre jaune au Brésil, plus tard la fièvre typhoïde, puis la dysenterie des pays chauds ; enfin une pleurésie du côté gauche, en 1862. Cette pleurésie s'est heureusement terminée (le murmure respiratoire est un peu affaibli en bas de ce côté). Hémoptysie en 1868, pendant trois ou quatre jours. A l'arrivée, nous constatons de la matité relative au sommet droit, avec râle sous-crépitant moyen et cavernuleux, éclats secs sous la clavicule pendant l'inspiration, souffle tubaire et pectoriloquie ; crachats jaunes, purulents, parsemés de quelques rares bulles d'air ; toux peu fréquente dans le jour, mais à fortes quintes au réveil, pas de sueurs nocturnes, rares mouvements fébriles, sommeil bon, appétit assez mauvais, essoufflement très grand.

Le malade présente de l'herpétisme : il a eu à la jambe gauche, il y a dix ans, des dartres dont il ne peut dire le nom ; cet hiver, otorrhée ; actuellement, eczéma des conduits auditifs, granulations pharyngiennes, hémorrhoïdes.

Du 6 au 14, le malade boit le matin un demi-verre à La Raillère et un quart à Mauhourat, le soir un quart d'eau légèrement refroidie à César (à cause de la distance de La Raillère) ; du 14 au 20, un verre à La Raillère, demi-verre à Mauhourat, et le soir demi-verre au Rocher, dont l'eau excite moins que celle de César ; du 20 au 23, demi-verre à La Raillère et à Mauhourat. Concurremment, gargarismes ou plutôt bains de gorge à La Raillère le matin, demi-bain de dix minutes suivi d'immersion complète pendant vingt minutes, et plus tard bains de totalité seuls ; tous les soirs, un pédiluve de trois à cinq minutes.

Le malade part avec les mêmes signes stéthoscopiques, mais l'expectoration est devenue blanche et aérée. Il emporte de quoi faire une petite saison complémentaire de 20 jours en octobre (un verre chaque matin).

Retour à Cauterets, le 3 août 1872 : souffle

bronchique, voix éclatant à l'oreille, quelques râles sous-crépitants rares, quelques crachats muqueux épais le matin, précédés de toux, sommeil bon, encore un peu d'eczéma aux oreilles. Le malade a des hémorrhoïdes fluentes qui l'épuisent depuis huit ou dix jours.

Un traitement astringent, *intus et extra*, arrête l'écoulement intestinal. Le malade commence par boire un quart de verre à La Raillère et à Mauhourat et va graduellement jusqu'à trois quarts de verre à chaque source. Nous l'arrêtons à cette dose, qui devient ensuite décroissante jusqu'au départ, dans la crainte d'un mouvement congestif, en vue duquel nous prescrivons aussi quelques demi-bains. Cette année, pas de pédiluves, à cause du moliment hémorrhoïdal. L'expectoration est bronchique, aérée, excepté les premiers crachats du matin ; les forces, qu'avait diminuées le flux intestinal, reviennent sensiblement. Nous conseillons au malade de boire en octobre, tous les matins, pendant une vingtaine de jours, un demi-verre d'eau de La Raillère en bouteilles. Nous avons su depuis qu'il avait passé un bon hiver.

Nous avons eu affaire ici à une caverne, comme le démontraient les signes stéthoscopiques de 1871, ainsi que la matité relative qui les accompagnait. Cette caverne est cicatrisée, puisqu'il n'y a plus de râle caverneux et qu'elle ne sécrète plus que quelques crachats muqueux. Le malade n'en est pas moins tuberculeux pour cela, mais sa maladie est enrayée et il a repris des forces. Il n'est pas revenu à Cauterets depuis 1872. Grâce à une vie très réglée, il a su se maintenir dans un état de santé très acceptable et il promet encore aujourd'hui de vivre longtemps.

4ᵉ Observation. — 20 juillet 1870 : M. S....., d'Agen, 44 ans. — Rhumatisme, dix ans auparavant. Abus du chant et de la cigarette ; hémoptysie, il y a deux ans, avec essoufflement, raucité de la voix, et plus tard toux fréquente, crachats épais et abondants. Vient passer à Cauterets, sous la direction de notre prédécesseur M. Gouët, les deux saisons de 1868 et 1869. M. Gouët a constaté du gros sous-crépitant et dans un point très limité, à l'angle interne de l'omoplate gauche, les signes physiques d'une très petite caverne. Amélioration sensible, constatée dans les notes de notre honoré confrère.

A l'arrivée (en 1870), nous ne constatons aucun signe de caverne (y a-t-il eu cicatrisation ? c'est certain). Submatité dans la moitié supérieure du côté gauche, avec quelques craquements secs, respiration rude, retentissement de la voix ; pas de toux, pas d'expectoration ; raucité de la voix, sécheresse de la gorge ; la muqueuse du vestibule, de la face postérieure de l'épiglotte, la portion de muqueuse qui recouvre les cartillages de Santorini et les cordes vocales supérieures sont rouge-foncé. Dyspepsie. Sommeil agité.

Le malade boit graduellement jusqu'à un verre de Raillère et de Mauhourat le matin, prend deux verres de Raillère en bains de gorge ; tous les jours, bains de quarante minutes à La Raillère, avec recommandation de humer à la surface du bain, à pleine bouche ; vers la fin du séjour, demi-bains de vingt minutes à César, suivis d'immersion complète de même durée ; tous les soirs, un pédiluve de cinq minutes.

Le malade part avec une meilleure voix. Il retourne à Cauterets en 1871 : nous ne l'avons pas vu, parce qu'il a suivi spontanément le même traitement qu'en 1870.

En 1872, il revient et nous consulte. Il ne reste plus dans le côté malade que de l'obscurité à la percussion, avec murmure respiratoire affaibli, et vibration de la voix, qui est bien timbrée au dehors. M. S... nous dit qu'il peut chanter à peu près comme autrefois, mais qu'il chante le moins possible.

L'habitude extérieure présente de la maigreur, surtout à la face ; le teint de celle-ci est un peu bilieux. L'appétit et le sommeil sont meilleurs qu'autrefois.

Nous ne voulons pas conclure que le sujet de cette observation est à jamais guéri, mais nous faisons constater qu'il est dans une situation très favorable, et que, si plus tard la diathèse reprend le dessus, la vie aura du moins été longtemps prolongée.

5e Observation. — 6 juin 1870 : M. de Q..., artiste lyrique, 38 ans : sa mère est morte de phthisie galopante, son frère et ses deux sœurs de phthisie lente. Pas de maladies particulières antérieurement ; nombreuses hémoptysies peu abondantes, la première datant de cinq ans ; coryzas fréquents, chapelet de glandules hypertrophiées au fond du pharynx. Le côté gauche de la poitrine est sain ; à droite, matité dans la moitié supérieure du poumon, obscurité dans le bas, râle sous-crépitant à bulles moyennes au sommet avec bronchophonie et souffle bronchique au niveau de l'angle interne de l'omoplate ; crachats purulents et jaunes ; la voix est légèrement voilée ; les saillies formées par les cartilages de Santorini sont rouges, et cette rougeur s'étend sur les replis aryténo-épiglottiques jusqu'au niveau des cartilages de Wrisberg ; deux granulations sur la face postérieure de l'épiglotte.

Le cœur est un peu hypertrophié, sans douté par suite de la profession.

Le malade a de temps à autre des éruptions aphteuses sur la langue et à l'entrée du pharynx, il assure que ces éruptions lui dégagent la poitrine et le larynx et permettent ainsi au soufflet et à l'organe vocal de fonctionner avec la force des premières années. Il affirme qu'il n'a jamais eu de syphilis, ni aucune éruption à la peau.

Bon appétit, constipation habituelle, sommeil facilement interrompu.

Le jour de son arrivée, M. de Q... crache environ deux cuillerées de sang, à la suite d'un pédiluve trop prolongé qu'il a pris avant de nous consulter. On sait que les révulsifs qui mordent trop longtemps causent de l'impatience et de la douleur et amènent une réaction générale ; nous avons vu souvent le pédiluve à eau courante produire cette réaction et provoquer l'hémoptysie chez les malades trop avides de soins et qui croyaient bien faire en le prolongeant.

Tout d'abord, pommade stibiée sous la clavicule et sur la face externe des jambes.

Le traitement consiste à boire un quart de verre à La Raillère, les trois premiers jours, demi-verre à La Raillère et à Mauhourat du quatrième jour au neuvième jour, un verre à La Raillère et un verre et demi à Mauhourat du neuvième au vingt-troisième jour qui termine la saison. En même temps, le matin, bains de gorge et de narines à La Raillère, demi-bain de vingt minutes à César, les quatre premiers jours. Bain à la piscine le reste de la saison, avec recommandation de humer et de nager sur le dos. Tous les soirs, pulvérisation au tambour (de vingt minutes), suivi d'un pédiluve de cinq minutes. A la fin du traitement, nous avons fait administrer quatre grandes douches tempérées, de huit minutes, à jet bien brisé pour le haut du corps, portant à piston plein sur les membres inférieurs, et cela tous les deux jours.

Le malade est parti ne présentant plus ni toux, ni crachats, ni râles, il restait de la submatité avec la respiration encore un peu soufflante, la parole vibrante à la paroi thoracique, ayant au dehors un timbre bien net et bien plein. Nous avons eu des nouvelles de cet artiste, il a bu de l'eau transportée plusieurs fois et s'en est bien trouvé ; il a d'ailleurs continué sa carrière, et a pu chanter à Paris en 1873, le rôle de ténor dans *Héloïse et Abeillard*.

6ᵉ *Observation*. — 2 août 1872 : M. l'abbé X..., de ....., 43 ans. — D'après son médecin, ce malade fut atteint d'une bronchite catarrhale en 1854 ; cette bronchite passa à l'état chronique et dès 1855 des craquements secs se firent entendre au sommet gauche. Plusieurs hémoptysies en 1858 ; depuis cette époque encore quelques crachements de sang, mais rares. — A l'arrivée à Cauterets, appétit passable, sommeil assez bon ; toux le matin et le

soir, suivie de crachats purulents, jaune-verdâtres,
épais et larges. A gauche, matité, râle caverneux, respiration caverneuse, broncho-pectoriloquie ; à droite,
submatité, respiration très amoindrie, retentissement
de la voix.

Traitement. Le malade boit de l'eau de La Raillère
en allant graduellement de un quart de verre à trois
quarts puis il redescent à un quart en approchant de
son départ, et prend alors demi-verre de Mauhourat
comme compensation. Pendant toute la cure (24
jours) deux verres de Raillère en bains de gorges,
demi-bains à La Raillère, à 36° pendant 15 minutes,
suivi d'un bain entier à 35° pendant 15 autres minutes. Conseil de faire une petite saison complémentaire avec La Raillère transportée, vers le mois d'octobre ; conseil de ne pas revenir en 1873.

Le malade part dans de bonnes conditions de
forces et ne présente plus de crachats purulents,
l'expectoration est muqueuse.

Retour à Cauterets le 25 juillet 1874. Depuis
deux ans, l'appétit s'est maintenu, le sommeil est
bon. A gauche, matité, quelques rares craquements
humides près de la clavicule, bronchophonie, respiration soufflante (les vrais signes de cavernes ont
donc disparu, et quelques tubercules subissent la
fonte purulente). A droite, submatité, craquements
humides sous la quatrième côte, à cinq centimètres

du sternum, limités à un étroit espace. Rares crachats muco-purulents.

Pendant deux jours, le malade boit un quart de verre Raillère le matin et prend un pédiluve minéral le soir. Du 27 au 31, il boit un quart Raillère le matin, avec demi-bain suivi d'immersion complète aux Œufs, il boit demi Mauhourat et prend pédiluve de 5 minutes le soir. Le 31, trois ou quatre crachats mêlés de sang : même boisson, bains entiers à La Raillère les jours pairs, pédiluve le soir.—Du 3 au 7 août, il boit trois-quarts Raillère prend un bain entier tous les matins ; le soir, il boit demi Raillère et prend un pédiluve ; du 7 au 20, jour de départ, il ne boit plus qu'un demi Raillère le matin et un quart le soir, le bain est pris tous les deux jours, le pédiluve du soir est continué. Pendant ce traitement minéral, M. l'abbé X... prend une cuillerée de sirop phénique, deux fois par jour jusqu'au départ.

Conseil de faire une petite saison complémentaire avec La Raillère transportée, vers septembre, et de faire de suite un traitement arsenical.

Comme on le voit, la caverne siégeant au sommet gauche a presque entièrement disparu et il n'en doit rester qu'un trajet irrégulier et allongé donnant lieu à des manifestations qui ne sont pas celles des cavernes ; à côté de ce point modifié, quelques tubercules en retard passent par la fonte purulente. A droite, là tuberculose commence la même évolution sous la 4e côte, mais discrètement.

Le malade est parti ne présentant plus que quelques craquements secs dans la fosse sus-épineuse gauche, on n'entend plus les craquements humides des sons sous la clavicule gauche, ni sous la quatrième côte droite. Si l'on se rappelle les crachats sanglants du 31 et les rares crachats purulents. qui les ont précédés, on est amené à croire que la matière des tubercules en voie de destruction a été expectorée et que les lacunes qu'ils ont laissées sont en voie de cicatrisation.

Cet hiver, très bonnes nouvelles du malade.

Nous pourrions citer encore beaucoup d'observations comme celles qui précèdent, mais ce serait fatiguer le lecteur.

XVI.

Congestion pulmonaire chronique. — Pneumonie chronique.

La congestion pulmonaire chronique dont l'existence a été reconnue il n'y a que quelques années, est souvent la conséquence de la congestion aiguë du poumon, de la pneumonie et de la bronchite ;

elle se trouve parfois liée à la scrofule, à la tuberculose, à l'herpétisme, à la syphilis. Son diagnostic offre parfois des difficultés, mais la réussite complète de l'eau de La Raillère vient démontrer la vérité du vieil aphorisme : *Naturam morburum curationes ostendunt*, car la tuberculose, qu'on peut confondre avec la congestion chronique, n'est pas arrêtée en une ou deux saisons, comme celle-ci. Autrefois, il y avait de fréquentes confusions et l'on mettait à l'actif de nos eaux bien des cas de guérison de phthisie qui n'étaient que des cas de congestion.

Nous avons dans nos notes des observations relatives à des pneumonies. L'eau de La Raillère a fait marcher ces maladies vers la résolution, et cela d'une manière merveilleuse.

1re *Observation.* — 25 août 1872 : M. M..., d'Agen, 33 ans. Tempérament lymphatique et nervosisme assez prononcé. A vingt ans, phlegmon de la fosse iliaque droite tenant M. M... malade pendant deux ans. Ce phlegmon se vida par l'intestin et il y eut à la suite une entérite chronique, qui guérit difficilement après plusieurs années de soins. Puis deux ou trois années de santé passable. Enfin, il y a deux ans (1870), pneumonie aiguë, passant à l'état chronique et qui dure toute l'année ; à la suite de cette pneumonie et après sa guérison, il reste de l'engouement dans le poumon droit. L'année 1871 est bonne, il n'y a pas de gêne respiratoire. Cette année, il survient de la toux, de la gêne respiratoire, par suite de la profession qui force à parler beaucoup ; dyspepsie, impressionnabilité.

A l'arrivée, nous trouvons : des granulations dans le pharynx, un peu de rougeur sur la muqueuse du vestibule et de l'épiglotte, de la toux laryngée, sans raucité de la voix, des crachats globuleux provenant des glandules hypertrophiées et des crachats bronchiques d'un petit volume, surtout le matin. Il existe à gauche de la submatité avec affaiblissement du murmure respiratoire ; à droite, matité, bronchophonie peu intense sous le quatrième espace intercostal, respiration rude, quelques craquements secs dans les inspirations qui précèdent la toux. Des deux côtés, il y a quelques râles sibilants de loin en loin.

Après un traitement de 24 jours, consistant en trois verres d'eau comme dose maxima, en gargarismes, en bains, en douches, portant principalement sur les membres inférieurs, et en pulvérisations au tamis, le malade part présentant une respiration pure, la sonorité thoracique normale à gauche, presque normale à droite, l'appétit bon, le sommeil tranquille. Nous lui recommandons de faire une petite saison complémentaire en novembre.

L'engouement pulmonaire ou la congestion chronique de ce malade a donc été résoute par nos eaux. Aujourd'hui le malade a encore une très bonne santé.

2me *Observation.* — 6 juin 1870 : M. V..., de Paris, artiste lyrique, 34 ans. Tempérament scrofuleux ; pas d'antécédents tuberculeux dans la famille, jamais d'hémoptysie. Dit avoir été alité par un point pleurétique, trois ans auparavant. A l'arrivée, constatation d'une pneumonie chronique ; matité prononcée dans toute la moitié inférieure du côté droit, surtout au niveau de la ligne verticale formée par la série des angles costaux, souffle bronchique, râle sous-crépitant moyen, crachats rares, mais épais et jaune-verdâtres. Le murmure respiratoire est un peu affaibli dans la moitié supérieure de ce poumon ; à gauche, la respiration est bonne, appétit excellent, mais tous les matins la langue est un peu blanche ; un peu de sueur la nuit ; dans le jour, tendance à une transpiration exagérée ; enrouement facile, granulations pharyngiennes.

Traitement : eau de La Raillère en boisson, bains de gorge ; bains entiers à César, puis bains de piscine, suivis d'une douche tempérée à jet brisé qui porte surtout *loco dolenti* et se termine par le jet plein sur les jambes et les pieds. Tous les soirs, une pulvérisation fine au tamis et ensuite un court pédiluve.

Le malade part dans un meilleur état.

Il revient le 3 juillet 1871. Il ne reste plus que des traces de l'état antérieur consistant en quelques craquements secs et seulement submatité à la partie inféro-latérale du poumon droit, toux nulle, rares crachats le matin. L'année s'est bien passée, malgré une saison lyrique très laborieuse. Il n'existe plus de granulations pharyngiennes.

Le malade boit jusqu'à trois verres d'eau de La Raillère par jour, prend des bains de gorge, seulement une huitaine de grands bains pendant la seconde moitié de sa saison ; puis il remplace le bain par une douche d'abord tempérée et plus tard écossaise. Il part dans un état de rétablissement complet. M. V..., vient maintenant chaque année faire une saison thermale après les fatigues hivernales de sa profession et se trouve admirablement de cette pratique.

3me *Observation.* — 4 juillet 1871 : M. P..., de Matha (Charente-Inférieure), 40 ans. Erysipèle de la face, il y a dix ans ; traces de cet érysipèle se traduisant par de l'érythème, qui siége de temps à autre sur les pommettes en se déplaçant dans un foyer très restreint. D'après la lettre de M. le médecin traitant, il y a eu cet hiver une pleurésie du côté droit. Le malade affirme avoir eu des crachats rouillés pendant une journée.

A l'examen, il ne présente qu'un peu d'exagération dans le murmure vésiculaire à gauche. A droite, submatité dans tout le côté, s'accentuant dans la moitié inférieure ; le murmure respiratoire est faible en haut, remplacé en bas par des craquements humides et du souffle tubaire, la voix transmet à l'oreille d'assez fortes vibrations ; toux grasse, crachats verdâtres, opaques et épais, dyspepsie, sommeil agité.

Le maximum des doses d'eau ingérée ne dépasse pas deux verres ; bains de gorge, demi-bains de 15 minutes suivis d'immersion complète pendant 15 autres minutes, jusqu'à la moitié de la saison ; à partir de ce moment, douche tempérée, à jet bien brisé, pendant dix minutes à César ; tous les soirs, un pédiluve de 4 à 5 minutes.

Au départ, le murmure respiratoire s'entend jusqu'en bas, il y a un peu plus de rudesse près de l'angle des deux dernières côtes, la respiration est encore un peu soufflante sous l'angle interne de l'omoplate. Le murmure vésiculaire, qui était exagéré à gauche, est devenu normal. Ce malade se porte très bien actuellement.

4ᵐᵉ *Observation*. — 3 juillet 1870. M. de B..., de Nantes, ancien capitaine au long cours, 42 ans. A eu la fièvre scarlatine, plus tard la fièvre rémittente bilieuse à Madagascar, en 1854, puis des coliques sèches à Gorée, la même année, puis en 1855 une pneumonie aiguë à gauche et en 1860 une pneumonie à droite. Depuis cette dernière époque, M. de B... a toujours été gêné dans sa respiration, il a eu l'haleine très courte, s'est facilement et souvent enrhumé, son appétit a beaucoup diminué, son sommeil est devenu mauvais, il a contracté une grande tendance aux sueurs profuses, la coloration de son facies est devenue rouge-brune; il y a des alternatives de repos relatif et d'exacerbations dans .son état.

A son arrivée, anhélation, coryza chronique dans la partie postérieure des fosses nasales, rougeur du pharynx et du vestibule du larynx, sans aucunes granulations, submatité dans toute l'étendue des deux poumons, matité prononcée à la partie inférieure du poumon droit; râle à grosses bulles dans ce dernier point, accompagné de bronchophonie très marquée et de souffle tubaire; respiration rude avec bulles très fines, rares, disséminées, dans le reste de la poitrine; toux quinteuse, grasse, fréquente dans le jour; crachats opaques, de couleur vert-clair, nummulaires; douleurs névralgiques, ambulantes autour du thorax; traces de cautère au bas du côté droit, sommeil mauvais, appétit très mauvais, froid continuel aux pieds, sueurs nocturnes.

Il n'existe pas d'antécédents tuberculeux dans la famille.

Voilà donc un malade qui présente de la congestion chronique dans le côté qui a été le siége de la première pneumonie, et de l'hépatisation permanente dans celui qui a été atteint le dernier ; faut-il attribuer ce résultat au tempérament lymphatico-bilieux et à la constitution épuisée du malade ? Peu importe, le fait existe et il existe depuis longtemps.

Traitement : bains de gorge, dose graduelle d'eau de La Raillère et de Mauhourat, allant au maximum à un verre et quart pour chaque source ; bains doux au Petit-St-Sauveur pour commencer, puis bains à La Raillère, enfin demi-bains de 20 minutes à César suivis d'immersion complète de 10 minutes ; à la fin du séjour, bains de totalité à la même source suivis d'une petite douche de cabinet tempérée, de 10 minutes, à jet brisé ; le soir, pendant toute la cure, pédiluve de 5 minutes à César.

Au départ, les bulles disséminées ont disparu, les grosses bulles du côté droit sont remplacées par des craquements humides peu nombreux, l'expectoration est muqueuse, blanche, aérée, rare ; la toux est considérablement diminuée ; le malade dort mieux, mange bien, n'est presque plus essoufflé.

Le 20 juillet 1871, M. de B... revient nous voir. Il a passé un bon hiver pendant lequel, sur notre avis communiqué à son médecin, il a fait deux saisons complémentaires de 20 jours avec l'eau transportée de La Raillère. La respiration s'est bien améliorée : il ne reste plus dans la partie inférieure droite que de la submatité et quelques petits craquements secs dans les grandes inspirations ; on y entend le murmure vésiculaire qui est cependant plus faible qu'à l'état normal; un ou deux gros crachats muqueux au réveil, sommeil et appétit bons, habitude extérieure plus satisfaisante, le malade a pris de l'embonpoint. Le coryza chronique et l'irritation pharyngo-laryngée ont disparu.

Traitement : maximum des doses ingérées, deux verres et demi à La Raillère ; bains de gorge ; bains à La Raillère par demi-bains suivis d'immersion complète ; puis bains de totalité seulement à la même source ; puis bains à César ; à partir des bains à César, on applique le soir une grande douche tempérée de 10 minutes, à jet bien brisé, répandue sur tout le corps et terminée par le jet plein sur les pieds.

Le malade nous quitte complètement guéri. Nous en avons eu des nouvelles en 1874 ; il se portait parfaitement.

XVII.

Asthme. — Emphysème pulmonaire.

Au début, l'asthme est, comme on le sait, une affection nerveuse essentiellement chronique, héréditaire ou acquise, caractérisée par des attaques de dyspnée périodique. Il s'accompagne secondairement d'une dyspepsie flatulente particulière, d'un catarrhe bronchique et de lésions diverses, mais spécialement d'emphysème pulmonaire. Il est souvent lié à une affection constitutionnelle, telle que la goutte ou les dartres.

L'air à Cauterets est moins agité qu'à Luchon et aux Eaux-Bonnes ; il est moins excitant, et, par suite, il est mieux supporté par les organisations souffrantes et délicates et particulièrement par les personnes atteintes d'asthme et d'emphysème pulmonaire. Nous en avons vu plusieurs retrouver ici un sommeil réparateur, qu'ils avaient perdu depuis longtemps et qu'un traitement thermal actif vint rarement interrompre.

Nos eaux sont parfaitement indiquées dans cette maladie. Quand l'asthme est à sa première période, c'est-à-dire sec, on lui applique plus spécialement l'eau de La Raillère en boisson et les inhalations ; quand il est accompagné de lésions secondaires, on le traite par l'eau de César en boisson ; cependant, lorsque les malades sont la proie d'un catarrhe abondant et continu qui les plonge dans le marasme, il vaut beaucoup mieux recourir à La Raillère ; si l'état bronchique est amendé par ce traitement, on peut passer alors à l'usage de l'eau de

César. Dans les deux cas, on dirige contre lui la médication révulsive, à l'aide de moyens extérieurs tels que les douches chaudes ou écossaises.

Quand il est lié à une diathèse, on cherche à produire sur un autre point les manifestations de cette diathèse ; c'est alors une médication substitutive.

En dehors de l'asthme essentiel ou suivi de catarrhe et d'emphysème, il existe des cas nombreux d'emphysème pulmonaire non accompagnés d'asthme. Il est inutile de rappeler les caractères de cette affection, mais nous pouvons affirmer que nos eaux l'amendent très souvent et la guérissent dans un bon nombre de cas, pourvu toutefois que ce soit de l'emphysème vésiculaire et non de l'emphysème interlobulaire. Dans cette dernière forme, le manque d'élasticité des cavités artificiellement ouvertes à l'air permet d'affirmer qu'elles existeront toujours, tandis que dans l'emphysème vésiculaire, on peut, à l'aide d'un traitement sérieux, ramener l'élasticité primitive dans les cellules pulmonaires et dans les cavités minuscules, par suite remettre la fonction respiratoire dans de bonnes conditions.

1re *Observation.* — Asthme essentiel, 15 août 1871. M. P..., d'Angers, 55 ans, profession sédentaire, tempérament très nerveux, irritable ; a eu une bronchite cet hiver, il lui en est resté une tendance à l'anhélation et il a contracté ensuite de véritables accès d'asthme, intermittents, peu intenses, causant parfois pourtant de l'orthopnée la nuit, caractérisés toujours par de l'anhélation et une toux quinteuse et suivis de crachats glaireux et filants. Ces accès se présentent à l'entrée de la nuit.

A l'arrivée, sonorité normale de la poitrine, pourtant il existe çà et là, en quelques points, un peu d'obscurité, provenant sans doute de la congestion produite par les quintes de toux. La respiration est un peu gênée, appétit bon, sommeil agité, crampes fréquentes dans les mollets la nuit, constipation habituelle.

L'eau de La Raillère en boisson, des bains à la même source, puis aux Œufs, enfin des douches écossaises et des douches froides à ce dernier établissement surexcitent puis calment l'éréthisme nerveux et il ne survient qu'un petit accès d'asthme, pendant lequel il existe des râles sibilants, mais aucune trace d'emphysème.

Le malade fait chez lui une saison complémentaire avec de l'eau de La Raillère transportée, il passe un bon hiver.

A son retour ici, le 12 août 1872, il offre un tempérament plus calme, sa respiration est pure, il dit qu'il n'éprouve plus aucune gêne respiratoire. Nous lui faisons suivre un traitement ne s'adressant pas à la maladie guérie mais au tempérament : il boit de l'eau de Mauhourat et prend des bains calmants au Petit-St-Sauveur. Il nous quitte cette fois en parfaite santé.

2me *Observation.* — Emphysème, 13 août 1870. Mme R..., de Bordeaux, 50 ans. État d'hystéricie pendant les trois années qui ont précédé la ménopause, arrivée l'an dernier. Cet hiver, un peu d'oppression, rhumes fréquents et, en outre, un rhumatisme de l'articulation sacro-vertébrale. Actuellement un peu de dyspepsie acide avec pyrosis ; de plus, emphysème à la partie postéro-inférieure des deux poumons, plus marqué à droite qu'à gauche ; crachats glaireux, blancs, peu abondants, très peu aérés. Pas d'asthme.

Traitement. Eau de La Raillère en boisson (dose maxima trois verres par jour) ; vers la fin, nous ajoutons un verre de Mauhourat à cause de la dyspepsie. Tous les matins, quatre verres en bains de gorge à La Raillère et demi-bain de 15 minutes, suivi de bain entier de même durée dans le même établissement. Dans la seconde moitié du traitement, quelques douches de cabinet à César, tempérées, à jet brisé, de 15 minutes, avec recommandation de humer la vapeur qui se dégage.

Après 25 jours de traitement, plus de crachats ; la sonorité a diminué, la respiration est plus facile et plus étendue.

La malade est venue l'année suivante avec un reste de son affection. Elle boit de l'eau de La Raillère toute sa saison et prend des demi-bains seulement dans le même établissement. A la fin du séjour, quelques douches écossaises aux Œufs. Elle part guérie de son emphysème et de son ancienne bronchite, celle-ci ayant amené celui-là.

On s'étonnera peut-être des bons résultats obtenus, d'autant plus que l'emphysème guérit rarement par les moyens thérapeutiques ordinaires ; mais les faits sont là qui prouvent. Et nous ne sommes pas seul à avoir obtenu quelques succès, nos confrères de l'association médicale de Cauterets ont tous enregistré des cas de guérison d'asthme et d'emphysème, isolés ou réunis. D'ailleurs, l'homme n'a pas le privilége exclusif de la médication hydro-thermale. M. Laborde, vétérinaire à Argelès, a souvent envoyé à Cauterets des chevaux poussifs, c'est-à-dire atteints d'emphysème pulmonaire ; là, ils buvaient de l'eau de La Raillère à leur soif et ils buvaient beaucoup, car on ne leur donnait pas autre chose pour se désaltérer. Eh bien ! ce praticien sagace avait déjà, en 1872, obtenu la guérison dans une vingtaine de cas d'emphysème non douteux.

XVIII.

Epanchements pleurétiques.

Nous avons déjà un certain nombre d'observations relatives à des épanchements pleurétiques, dans lesquelles le liquide a été résorbé partiellement ou en totalité. L'eau de La Raillère en boisson et les douches de César graduées agissent très bien dans ces cas.

Observation. — 2 août 1870 : Mme L..., de Marseille, 30 ans. — A eu, à 18 ans, une pneumonie à droite ; en 1869, pleurésie du même côté. A l'arrivée à Cauterets, matité absolue dans la partie inférieure du côté droit, s'étendant en haut jusqu'à la 4me côte : à ce niveau, égophonie prononcée, dont le bruit diminue à mesure que l'on porte l'oreille plus bas, souffle bronchique ; le murmure respiratoire est faible aux approches de la 4e côte ; au-dessous d'elle, il n'est pas entendu ; il n'existe pas de râle ; dyspnée, pas de toux, pas d'expectoration ; douleurs intercostales et dilatation thoracique à droite ; fièvre lente, s'exacerbant le soir, teint bistré, muqueuses décolorées, sommeil gêné, appétit assez bon.

Traitement : la dose maxima de boisson à La Raillère est portée à trois verres par jour ; demi-bains de 30 minutes à la même source, puis demi-bains de 15 minutes suivis d'immersion de même durée, puis bains de totalité ; plus tard, bains un peu plus chauds à César, suivis chaque fois d'une douche de cabinet tempérée, de 10 minutes, à jet brisé sur le côté malade ; tous les soirs, pédiluve de 5 à 10 minutes.

Pendant la durée de la saison, qui a été de 30 jours, le liquide diminuait graduellement et les signes fournis par la percussion et l'auscultation abandonnaient la partie supérieure de la région affectée ; au départ, il ne restait que de la submatité provenant de l'épaississement des feuillets de la plèvre, il n'y avait plus d'égophonie ; on entendait un murmure vésiculaire faible. Le liquide était donc résorbé et le poumon était redevenu perméable à l'air. La malade emporta de l'eau de La Raillère pour faire à domicile, deux mois plus tard, une saison complémentaire de vingt jours.

XIX.

Affections de l'appareil génital.

Cet article aurait dû être placé après les affections catarrhales, parce que les maladies génitales guéries à Cauterets sont le plus souvent de cette nature ;

mais nous avons préféré le placer ici, parce que l'appareil des organes dont nous parlons appelle une spécialisation de soins ordinaires aussi bien que de moyens hydro-minéraux.

L'uréthrite chronique et la goutte militaire sont guéries par nos eaux de La Raillère et du Rocher avec la plus grande promptitude et la plus grande sûreté, au moyen de la boisson, des injections et des bains ; si le malade est atteint par ailleurs d'une affection sérieuse, nécessitant l'emploi des douches générales, on peut les employer, à condition toutefois de ne pas insister fortement à la fin sur les membres inférieurs et le bassin, comme cela se fait usuellement. Nous avons, pour notre part, guéri à Cauterets une trentaine d'écoulements chroniques, vieux ou récents et nous n'avons pas échoué une seule fois.

Pour ce qui est relatif à la goutte militaire, nous avons été obligé plusieurs fois de pratiquer le catéthérisme avant de commencer le traitement, afin de donner à l'injection la possibilité de pénétrer plus avant ; mais nous devons déclarer ici que nous n'avons pas obtenu dans ce reliquat de vieilles uréthrites les mêmes avantages que dans l'écoulement généralisé, soit parce que les malades se donnaient mal leurs injections, soit aussi parce que nous avons eu affaire à des rétrécissements trop prononcés. Dans ce dernier cas, il aurait fallu pratiquer un catéthérisme méthodique et gradué, mais le petit nombre de jours dont se compose une saison thermale et les exigences de la maladie principale ne nous permettaient pas d'insister sur le traitement de ces rétrécissements.

Mais c'est chez la femme que nos eaux trouvent les plus fréquentes occasions de prouver leurs vertus thérapeutiques. Elles produisent des effets excellents dans les ulcérations et les granulations du col et dans les leucorrhées, qu'elles tiennent soit à une inflammation directe, suite de l'état aigu ou chronique d'emblée, soit à la constitution, soit à l'anémie et à la chlorose, soit à une diathèse, soit à l'abaissement ou aux déviations de la matrice. Enfin, elles ramènent le flux menstruel normal chez les personnes atteintes d'aménorrhée ou de dysménorrhée dans des cas nombreux.

Parmi les ulcérations, granulations et leucorrhées, il en est qui guérissent assez rapidement, par exemple celles qui sont idiopathiques, celles qui dépendent de la syphilis ou de la chloro-anémie, quand ces deux états sont convenablement traités ; les mêmes maladies sont plus rebelles quand elles sont liées à la scrofule et à la tuberculose ; enfin elles ne sont guéries que temporairement dans les cas de déplacement ou de déviation, c'est-à-dire qu'on n'y peut apporter qu'un palliatif, quand ces déviations ou ces déplacements ne sont pas traités d'une manière méthodique et corrigées définitivement.

Quoi qu'il en soit, il faut, lorsqu'on a affaire à ces trois sortes de lésions, que nous supposons avoir déjà été traitées par les moyens ordinaires, s'occuper de relever les forces de la malade, traiter la diathèse, s'il en existe, modifier par un traitement local l'état de l'organe malade. En général, l'eau de La Raillère, celle de Mauhourat et celle de César sont celles que l'on fait boire ; l'eau du Rocher, celle du Petit-St-Sauveur et celle de La Raillère sont celles que l'on administre sous forme de bains (à cette occasion nous renvoyons à ce que nous avons dit dans le chapitre VIII sur le spéculum à grille.) Les douches sur le col se donnent aux Œufs, au Rocher, au Petit-St-Sauveur ou à La Raillère, selon l'état des parties malades ; la première source convient mieux aux états torpides, les trois autres à l'état subaigu ou turgescent. Quant aux douches extérieures localisées au bassin, elles se prennent aux Œufs ; elles sont destinées à produire leur action sur la peau de cette région, et on les administre tempérées, écossaises ou chaudes ; les douches générales sont prescrites aux différentes sources fortement sulfurées, selon les cas.

Pour ce qui concerne l'aménorrhée et la dysménorrhée, il n'est pas toujours bon de les faire cesser de force, il vaut même mieux ne pas contrarier ces états dans certains cas spéciaux, par exemple dans la phthisie à la fin de la seconde ou à la troisième période et dans la chloro-anémie avancée, parce que dans ces deux situations l'organisme est tellement appauvri qu'il ne suffit plus à fournir le flux menstruel et que provoquer le retour des règles exposerait le médecin à amener l'épuisement des malades.

Mais quand il s'agit d'aménorrhée ou de dysménorrhée qui tiennent soit à l'anémie peu avancée, soit à des causes locales, soit à des accidents, il faut s'adresser tout d'abord à la cause et la faire disparaître. Sans cette précaution, tout traitement pour ramener les règles est intempestif. Dans les cas de chlorose peu avancée, dans le cas d'inflammation chronique de l'utérus avec ramollissement, dans celui d'une suppression produite par un refroidissement, etc., on se conduira différemment, mais on s'attachera à faire disparaître la cause : c'est l'œuvre du médecin traitant. Puis le médecin des eaux, s'il y a persistance dans la suppression, fera subir le traitement hydro-minéral. Dans ces circonstances, les grandes douches excitantes sur le bassin et les membres inférieurs sont nettement indiquées, pendant que l'on administre par la bouche l'eau de La Raillère, qui, comme nous l'avons vu dans le chapitre relatif aux propriétés physiologiques de cette source, exerce sur l'utérus une action congestive.

Nous voyons chaque année, dans notre station, de nombreuses malades qui viennent chercher un soulagement à leurs maux, et nous avons heureusement sous la main tous les appareils balnéaires possibles et des sources variées pour les traiter.

XX.

Anémie, chlorose, débilités diverses.

L'eau de La Raillère en boisson partage avec celle de Mauhourat le privilége de rendre des services signalés dans l'anémie, quelle qu'en soit la cause, qu'elle dépende d'une nourriture insuffisante ou de mauvaise nature, d'un défaut d'air et de soleil, qu'elle se montre pendant le cours d'une affection chronique ou succède à une maladie aiguë prolongée, qu'elle soit due à des pertes de sang considérables ou répétées, à des veilles, à des fatigues, ou aux passions vives qui nous usent. Que de malades nous voyons y arriver chaque année, pâles, amaigris, languissants, bouffis, œdématiés, sans appétit, que la marche fatigue, essouffle et met en sueur, tourmentés par des pertes passives, par une innervation déréglée ou pervertie, et qui bientôt sont ranimés par l'usage de ces deux eaux, dont l'air pur, vif et aromatique des montagnes, l'exercice gradué et proportionné aux forces renaissantes secondent puissamment l'action. Ces sources assurent et complètent les effets des ferrugineux que les malades ont souvent pris avant de venir et, quand il est besoin de les continuer, elles les font très bien supporter.

La chlorose, autre maladie du sang, si elle n'est pas absolument la même que l'anémie, comme on l'admet aujourd'hui avec **MM.** Andral et Blaud, retire les mêmes avantages de nos eaux qui, pour ces deux états comme pour toutes les autres affections dont nous avons parlé, offrent, dans leur différence de sulfuration, d'alcalinité, de température et d'onctuosité, une gamme merveilleusement applicable à toutes les susceptibilités individuelles, à toutes les nuances morbides.

Aidées des bains de La Raillère, du Rocher ou du Petit-St-Sauveur, et des bains de piscine ou de douches diverses, les eaux en boisson de La Raillère et de Mauhourat produisent d'excellents résultats dans les longues convalescences, l'épuisement général, les faiblesses de constitution, la stérilité par atonie des organes génitaux chez la femme, les pertes séminales involontaires, l'absence de désirs vénériens et certains cas d'impuissance chez l'homme, enfin chez les enfants délicats ou malingres, chez les femmes exposées aux hémorrhagies passives.

Dans presque tous les cas que nous venons d'énumérer, on conseille tous les jours le fer, le quinquina, les viandes rôties, les vins généreux, etc. Mais, la plupart du temps, ces moyens n'aboutissent pas à la guérison, parce que les organes de la digestion ne se prêtent pas du tout à l'assimilation des aliments et des remèdes employés.

Ce traitement thermal, en réveillant lentement et modérément les voies digestives endormies, en tonifiant l'épiderme, facilite l'absorption des toniques fixes; réveille l'appétit, s'oppose à ces transpirations abondantes que la moindre occasion provoque chez les gens faibles ou épuisés. En vingt ou trente jours, on obtient dans de pareils états une transformation incroyable.

XXI.

Cachexies, diathèses scrofuleuse, herpétique, syphilitique.

L'eau de La Raillère en boisson partage avec celles de Mauhourat et de César l'avantage de rendre d'éminents services dans le traitement des intoxications mercurielle et plombique. A chaque saison, nous voyons des syphilitiques, émaciés par le mercure, qui viennent chercher et qui trouvent à Cauterets le remontement de leurs forces et le calme fonctionnel de leurs organes ; nous avons eu à traiter plusieurs personnes qui étaient depuis peu empoisonnées par le plomb qu'elles maniaient journellement et elles ont pu retourner chez elles dans un état satisfaisant.

Dans le traitement de la scrofule et des manifestations scrofuleuses, La Raillère est prescrite à l'intérieur aussi bien que les sources fortement sulfurées de Cauterets ; au point de vue topique, autrement dit en bains, généraux ou locaux, elle est spécialement ordonnée dans les solutions de continuité, telles que les plaies ulcéreuses, dans l'inflammation chronique des glandes cérumineuses qui cause l'engouement cérumineux récidivant, dans l'otite scrofuleuse sans perforation du tympan, dans l'inflammation chronique à forme humide de la trompe et de l'oreille moyenne, dans les coryzas ulcéreux, dans la carie de l'apophyse mastoïde, etc.

Dans l'herpétisme, l'eau de La Raillère agit plus particulièrement sur les manifestations des muqueuses et surtout de celle qui tapisse l'appareil respiratoire, comme nous l'avons vu dans les chapitres précédents.

Les nombreux malades qui encombrent la buvette

de La Raillère attestent l'action grandement curative de l'eau de cette source dans la pharyngite et la laryngite granuleuses, qui se lient si souvent à l'herpétisme.

En ce qui concerne les affections accidentelles de la peau, elle est d'un très grand secours dans les dermatoses humides, surtout dans celles qui affectent le conduit auditif externe et le cuir chevelu.

Elle rend encore des services sérieux dans la syphilis ancienne, chez les personnes qui ne sont pas assez robustes pour suivre le traitement aux sources fortement sulfureuses de Cauterets, par exemple chez les phthisiques. Elle est particulièrement indiquée dans les syphilides qui ont leur siége dans le larynx et le pharynx.

Comme on le voit, à part quelques catégories de maladies très formelles, La Raillère joue dans le traitement de ces trois diathèses, un rôle accessoire. Dans le plus grand nombre des cas, ce sont les sources fortes de la station qui sont prescrites en boisson et sous forme de douches et de bains excitants.

TABLE DES MATIÈRES

Tarbes. — Th. TELMON, imprimeur.